Mostafa Aghamirzaei
Parisa Mostashari
Samira Tizchang

Efeitos nutricionais do enriquecimento do pão

Mostafa Aghamirzaei
Parisa Mostashari
Samira Tizchang

Efeitos nutricionais do enriquecimento do pão

ScienciaScripts

Imprint

Any brand names and product names mentioned in this book are subject to trademark, brand or patent protection and are trademarks or registered trademarks of their respective holders. The use of brand names, product names, common names, trade names, product descriptions etc. even without a particular marking in this work is in no way to be construed to mean that such names may be regarded as unrestricted in respect of trademark and brand protection legislation and could thus be used by anyone.

Cover image: www.ingimage.com

This book is a translation from the original published under ISBN 978-620-2-02411-2.

Publisher:
Sciencia Scripts
is a trademark of
Dodo Books Indian Ocean Ltd. and OmniScriptum S.R.L publishing group

120 High Road, East Finchley, London, N2 9ED, United Kingdom
Str. Armeneasca 28/1, office 1, Chisinau MD-2012, Republic of Moldova, Europe
Printed at: see last page
ISBN: 978-620-7-74641-5

Introdução

A fortificação é o aumento deliberado do conteúdo de um nutriente essencial num alimento, quer o nutriente estivesse ou não originalmente presente antes do processamento, a fim de melhorar a qualidade nutricional do abastecimento alimentar e criar um benefício para a saúde pública com risco mínimo. A fortificação, por outro lado, é a adição de nutrientes a um alimento que são perdidos durante o processamento (HWO e FAO 2006). Os quatro principais métodos de fortificação de alimentos são: (i) Biofortificação (por exemplo, criação de culturas para aumentar o seu valor nutricional, que pode incluir tanto a reprodução selectiva convencional como a modificação genética moderna) (ii) Biologia sintética (por exemplo, a adição de bactérias probióticas aos alimentos) .) (iii) Fortificação comercial e industrial (por exemplo, farinha, arroz, óleos) (iv) Fortificação doméstica (por exemplo, gotas de vitamina D) (Darnton-Hill 1998).

Os factores importantes que afectam a fortificação de alimentos são a natureza e a extensão das deficiências de micronutrientes na sociedade, a cultura alimentar das pessoas, os problemas relacionados com as doenças, as condições tecnológicas e as considerações económicas. Devido à mudança alimentar da sociedade, de alimentos naturais e nutritivos para fast food, especialmente em alguns países desenvolvidos, e a uma variedade crescente de doenças, a necessidade de fortificação de alimentos está a tornar-se cada vez mais evidente.

De acordo com a FAO, os alimentos mais comumente fortificados são cereais e produtos à base de cereais, leite e produtos lácteos, gorduras e óleos, alimentos complementares, chá e outras bebidas, e fórmulas infantis (Liyanage e Hettiarachchi 2011). Os cereais são a principal fonte de nutrição humana, especialmente nos países em desenvolvimento, onde metade da ingestão calórica provém de grãos de cereais (Sudha e Leeavathi 2008). O pão é uma excelente fonte de inúmeras vitaminas e minerais, especialmente fósforo e cobre. As proteínas dos cereais, por outro lado, são deficientes em alguns aminoácidos essenciais, como lisina, triptofano e treonina (Wrigley et al. 1999). O pão é uma boa escolha para fortificação porque é o alimento público na maioria dos países e também requer tecnologia simples e barata. O objetivo deste capítulo foi determinar os efeitos da adição de vários nutrientes na saúde e no valor nutricional do pão.

Aminoácidos e proteínas

As proteínas do trigo não são suficientemente equilibradas em termos de aminoácidos necessários para uma dieta equilibrada. Isto pode proporcionar oportunidades para melhorar o equilíbrio de aminoácidos essenciais em dietas à base de grãos. No entanto, a lisina e o triptofano são o primeiro e o segundo aminoácidos limitantes do pão. Estudos anteriores de Jansen e Monte (1977) mencionaram que a adição de lisina ou lisina e treonina ao pão fornecido a ratos durante a gravidez e lactação aumentou significativamente o crescimento e o desenvolvimento cerebral da prole no momento do desmame. Por outro lado, a ingestão de energia foi 13-15% inferior à ingestão de energia das mães alimentadas com pão não fortificado (Jansen e Monte 1977). A adição de cisteína e glicina à massa levou a um teor de acrilamida significativamente menor em um sistema modelo asparagina-glicose, pois estas competem com a asparagina nas reações com redução de açúcar (Claeys et al. 2005, Mustafa et al. 2011).

A adição de ovos e proteína de soro de leite poderia ser utilizada em produtos de panificação por razões nutricionais. As proteínas do ovo têm alto valor biológico porque contêm todos os aminoácidos essenciais (Asghar e Abbas 2012). Do ponto de vista nutricional, a proteína do soro compensa a deficiência de aminoácidos das plantas e grãos. Os concentrados de proteína de peixe também têm sido utilizados como fonte de proteína, principalmente para aumentar o teor de lisina no pão. Por exemplo, o concentrado proteico de peixe de tilápia utilizado para fortificar o pão contém mais proteína de alta qualidade do que a amostra de controlo, resultando num aumento no teor de proteína nas amostras de pão fortificado. É importante notar que as proteínas servem como anticorpos; Eles servem como principais fontes de aminoácidos, o alicerce da proteína celular (Adeleke e Odedeji 2010).

Gorduras e ácidos graxos

A gordura dietética está ligada a doenças cardíacas, câncer e outras doenças crônicas. Além disso, *as gorduras trans podem* aumentar os níveis sanguíneos de colesterol de lipoproteína de baixa densidade na mesma medida que as gorduras saturadas. O ácido docosahexaenóico (DHA) é considerado o ácido graxo ômega-3 mais importante porque desempenha um papel importante na química e no desenvolvimento do cérebro. Os pães enriquecidos com óleos de algas exigiram a menor quantidade de adição de óleo ômega-3, pois continham quantidades relativamente altas de ácidos graxos DHA/ômega-3. Os pães de óleo de algas continham cerca de 25 ou 50 mg de DHA por porção, enquanto o pão fortificado com óleo de peixe continha cerca de metade da quantidade, mas ainda retinha 25-50 mg do total de ácidos graxos ômega-3 de cadeia longa, ou seja, ácido eicosapentaenóico. (EPA) e DHA. Vale ressaltar que o DHA e o EPA reduzem o colesterol e os triglicerídeos séricos porque se ligam aos receptores ativados por proliferadores de peroxissomos (PPARs), que atuam como fatores de transcrição de genes específicos (Serna-Saldivar e Abril 2011). Portanto, a fortificação neste sentido leva à produção de produtos de panificação mais nutritivos, nutritivos e aceitáveis.

Farelo e fibra

Pães ricos em fibras têm maior teor de minerais, proteínas, gordura e fibras do que a amostra de pão controle (Sidhu et al. 1999). Dietas ricas em fibras e farelos, como produtos de panificação, têm impacto positivo na saúde, pois seu consumo está associado à redução da incidência de diversas doenças, como doença diverticular, prisão de ventre, apendicite, diabetes, obesidade, doença coronariana, soro colesterol e câncer de cólon (Jenkins et al. 1999). Isto provavelmente pode estar relacionado a fibras solúveis ou viscosas, como as lipoproteínas, que têm efeitos significativos para a saúde. A Figura 1 mostra a porcentagem de perda de peso em comparação ao peso corporal inicial para dietas com placebo e suplementadas com fibras (Anderson et al. 2009).

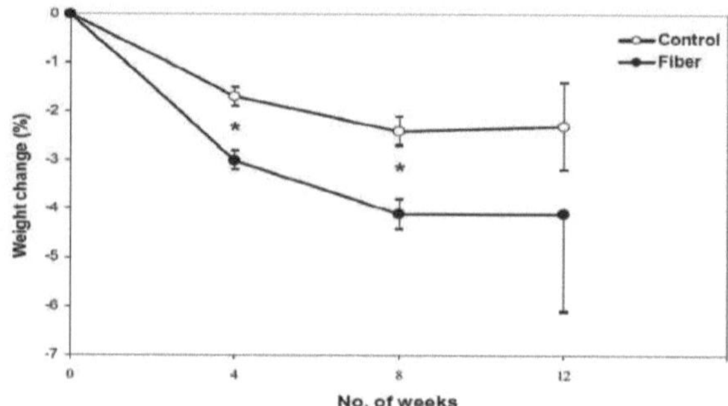

Figura 1 – Perdas de peso alcançadas com dietas suplementadas com fibras em comparação com dietas controle. Valores têm meios
Os dados deste estudo foram coletados em 4 e 8 semanas e dados adicionais em 9 desses estudos foram coletados em 12 semanas. Diferenças significativas foram observadas em 4 semanas (P = 0,0063) e 8 semanas (P = 0,0088) (Anderson et al. 2009).

grãos de cereais

Para enriquecer o valor nutricional destes produtos e reduzir custos, defende-se a fortificação da farinha de trigo com farinhas não trigo (grãos de cereais), preferencialmente utilizando matérias-primas locais. Os grãos de cereais (cevada, milho, milho, milheto, aveia, arroz, centeio e sorgo) têm sido historicamente o grupo de plantas mais importante para a nutrição humana, pois fornecem amido, fibras e proteínas (aminoácidos como lisina e treonina). , antioxidantes (como tocoferóis, tocoterenóis e fitoquímicos), minerais, vitaminas, especialmente vitaminas B e ácidos graxos essenciais (Aghamirzaei et al. 2013; Aghamirzaei et al. 2017). Os parâmetros mais importantes que precisam ser levados em consideração são a composição e o processamento dos grãos de cereais em produtos de panificação, a formulação do substrato, a capacidade de crescimento e produtividade da cultura starter, as propriedades organolépticas e a estabilidade da cepa probiótica durante o armazenamento. , o valor nutricional dos produtos assados. Por outro lado, os grãos de cereais podem ser utilizados como fontes de carboidratos indigeríveis, que, além de vários efeitos benéficos, também podem estimular seletivamente o crescimento de bifidobactérias e lactobacilos no cólon masculino (Charalampoulos et al. 2002).

O milho contém naturalmente as xantofilas luteína e zeaxantina como principais carotenóides, sendo os carotenóides provitamina A, B-caroteno e a-criptoxantina muito mais baixos. Várias propriedades adequadas da luteína e da zeaxantina relacionadas à saúde foram identificadas; Por exemplo, foi demonstrado que a luteína tem efeitos promotores de antitumorais e suprime o crescimento tumoral em camundongos. De Parra et al. (2007) mostraram que o ácido ferúlico ligado sobrevive à digestão do estômago e do intestino para chegar ao cólon e ajuda a prevenir o câncer de cólon, mama e próstata. Além disso, o ácido ferúlico é útil no alívio do estresse oxidativo e na atenuação da resposta hiperglicêmica associada ao diabetes (Sing et al. 2011). Como o ácido ferúlico é um fitoquímico importante no milho, ele existe em diversas formas, e a concentração de cada forma varia nas diferentes variedades de milho (Tabela 1).

Tabela 1 – Conteúdo de ácido ferúlico em diferentes tipos de milho

Corn Type	Ferulic Acid (mg/100 g Dry wt)			
	Free	Soluble Conjugated	Bond	Total
White	0.50±0.02	0.76±73	119.20±11.2	120
Red	0.58±0.02	1.26±48	128.45±11.5	130
Blue	0.68±0.05	1.45 ±27	127.85±8.1	130
Yellow	0.65±0.01	1.47±102	100.84±5	102
High carotenoid	0.97±0.08	1.96±33	150±1.4	153

Dados de: De la Para et al. (2007).

Cevada e aveia contêm fibras solúveis em água, como 0-glucano. Thondre e Henry (2009) mencionaram que a suplementação de farinha de trigo integral com uma preparação comercial de fibra de 0-glucano de cevada produziu chapattis saborosos para diabéticos e o índice glicêmico (IG) dos chapattis foi significativamente reduzido com 4 g de 0-glucano por porção. Além disso, sabe-se que os O-glucanos retardam a taxa de absorção lipídica, aumentam o transporte de ácidos biliares para as partes inferiores do trato intestinal e reduzem o colesterol total e LDL (Alminger e Eklund-Jonsson 2008; Queenan et al. 2007). Holtekj00len et al. (2008) mencionaram que a quantidade de fenólicos livres (TPC-S) nos pães contendo farinha de cevada diminuiu durante o processo de cozimento, enquanto a quantidade de fenólicos ligados aumentou (TPC-IS). Além disso, as atividades antioxidantes medidas (FRAP-S e FRAP-IS) foram relativamente estáveis durante o processo de cozimento. O efeito dos O-glucanos no metabolismo pós-prandial da glicose e na redução do colesterol e dos lipídios séricos está relacionado à sua capacidade de aumentar a viscosidade no intestino, resultando em absorção retardada ou reduzida de glicose na corrente sanguínea.

Nesta base, foi sugerido que o sorgo pode ser um alimento particularmente útil para diabéticos e pessoas obesas (Dicko et al. 2006). A doença celíaca, uma síndrome caracterizada por danos ao revestimento do intestino delgado, é causada pela ingestão de proteína do glúten (Catassi e Fasano 2008). O único tratamento é evitar ao longo da vida alimentos que contenham trigo e grãos semelhantes, como centeio, milho, milho, aveia, arroz e cevada. Isso ocorre porque o sorgo é um grão sem glúten e contém diversos compostos fenólicos que parecem trazer benefícios à saúde, tornando o grão adequado para o desenvolvimento de alimentos funcionais e para a prevenção da doença celíaca.

Grasten et al. (2007) apresentaram que comparado ao pão de trigo, o pão de centeio melhorou a função intestinal e aumentou a concentração de enterolactona plasmática em mulheres na pós-menopausa, melhorando assim a saúde intestinal. Além disso, Rosen (2011) relatou que pão de centeio integral e produtos de centeio com endosperma produziram índices de insulinemia significativamente (p<0,05) mais baixos em comparação com pão de trigo branco. Esses efeitos benéficos podem ser mediados pelo polipeptídeo insulinotrópico dependente de glicose e pelo peptídeo 1 semelhante ao glucagon (GLP-1), que são as principais incretinas insulinotrópicas. Uma maior proporção de farinha de trigo sarraceno light na formulação da massa resultou em produtos assados com propriedades antioxidantes mais fortes. Havia, portanto, um bom potencial para aumentar o valor nutricional e sanitário do pão através da adição de grãos de cereais.

Vegetais

As leguminosas mais importantes são o feno-grego, o amaranto, a mandioca, a quinoa, a ervilha, o grão de bico, o feijão nhemba, o feijão bóer, o feijão, a fava, a fava, a lentilha, a espelta e o tremoço. A Figura 2 mostra o teor de proteína em leguminosas comuns. O tremoço apresenta os valores mais elevados, seguido do feijão, favas e lentilhas, o grão de bico e a farinha de ervilha apresentam os valores mais baixos (Comai et al. 2011). Deve-se mencionar que eles contêm muitos componentes promotores da saúde, como fibras, muitos carboidratos, poucas substâncias vegetais com atividades biológicas úteis (Amarowicz e Pegg 2008). O grão de bico e, em menor grau, o tremoço, a fava e a ervilha podem dar um contributo relevante para a ingestão diária de vitamina E (Boshin e Arnoldi 2011). Finney et al. (1982) mencionaram que a adição de 15-20% de farinha de grão de bico integral à farinha de trigo resultou em pães aceitáveis com melhor composição nutricional. No entanto, estudos anteriores mostraram que a metionina da farinha de grão de bico não foi totalmente utilizada em ratos (Combe et al. 1991), enquanto Clemente et al. (1998) descobriram que este aminoácido não era limitante. A seleção de substratos de leguminosas com base no seu potencial nutricional e de saúde também é crucial para alcançar ótimas propriedades técnicas, sensoriais e de saúde.

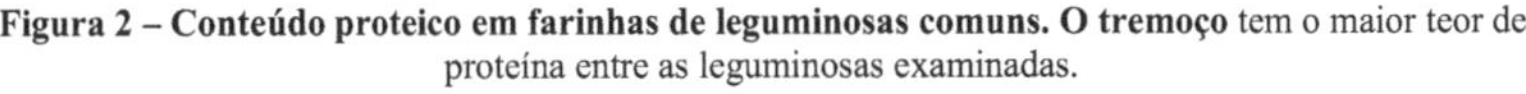

Figura 2 – **Conteúdo proteico em farinhas de leguminosas comuns. O tremoço** tem o maior teor de proteína entre as leguminosas examinadas.

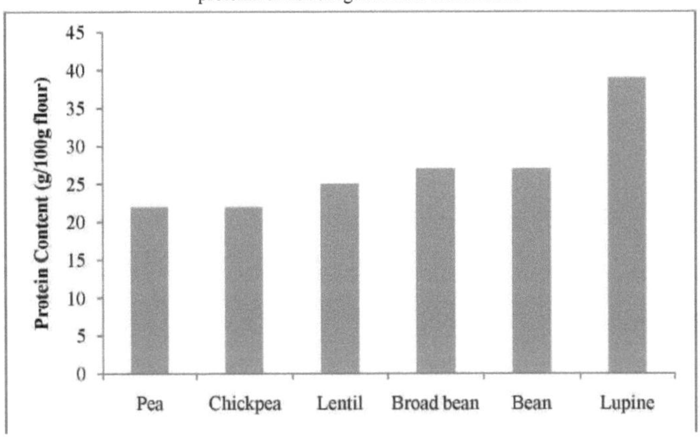

Vegetais como o tremoço têm um impacto positivo nos fatores de risco do câncer de cólon. Uma vez que reduz o conteúdo de carboidratos e a densidade calórica e também reduz o colesterol plasmático, os triacilgliceróis e a proteína C reativa em indivíduos moderadamente hipercolesterolêmicos, pode ser usado como substituto do trigo. (Fechner et al. 2011).

As sementes de feno-grego também possuem propriedades hipocolesterolêmicas e hipoglicêmicas (Neeraja e Rajyalakshmi 1996). Portanto, o desenvolvimento e o consumo de produtos de panificação terapêuticos, como pães, massas e biscoitos, ajudariam a melhorar o estado nutricional da população. Estudos anteriores mostraram que as sementes de feno-grego (cruas, embebidas e germinadas) reduziram significativamente o colesterol total sérico, os lípidos totais e o colesterol LDL,

enquanto o colesterol HDL e os triglicerídeos séricos não apresentaram alterações significativas. Ibrahium e Hegazy (2009) relataram que a diminuição máxima (44%) no teor de ácido fítico foi encontrada em biscoitos contendo 10% de farinha de semente de feno-grego germinada, enquanto a diminuição mínima (20%) foi encontrada em biscoitos contendo 5% de farinha de semente de feno-grego embebida, como mostrado na figura 3. Isto pode ser devido à lixiviação do fitato ou hidrólise do fitato durante o processo de imersão e germinação pelas enzimas fitase e fosfatase.

Figura 3 – Redução do teor de ácido fítico em diferentes amostras de biscoitos (Ibrahium e Hegazy 2009)

O amaranto é um cereal com alto índice glicêmico, o que se deve ao pequeno

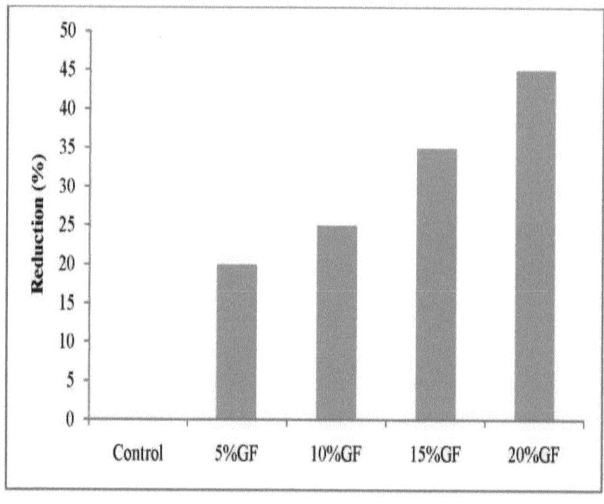

tamanho dos grãos de amido, ao baixo teor de amido resistente e amilase e à tendência de perder completamente a estrutura cristalina e granular do amido. Os índices glicêmicos de diferentes amarantos são comparados na Tabela 2. As sementes cruas de amaranto tinham um índice glicêmico previsto de 87,2 e um teor de amido de digestão rápida de 30,7% (com base no peso seco) (Capriles et al. 2008). No entanto, os lipídios do amaranto são ricos em esqualeno e tocotrienóis, que são materiais naturais envolvidos positivamente na redução do colesterol sanguíneo das lipoproteínas de baixa densidade (Bodroza -Solarov et al. 2008).

Tabela 2 – Índice glicêmico de diversos amarantos

Type of Amaranth	Glycemic Index (GI)
Amaranth grain (raw)	87
Amaranth grain (popped)	94
Amaranth grain (roasted)	101
Amaranth grain (flaked)	106
Amaranth grain (extruded)	106
Amaranth grain (popped)	91

Dados de Capriles et al. (2008). Índice glicêmico (previsto) determinado pela equação = 39,71 ± 0,549 (índice de hidrólise) de Goni et al. (1997).

Foi demonstrado que a farinha de feijão-caupi e de banana-da-terra pode ser combinada para produzir biscoitos aceitáveis, com boas propriedades físicas e sensoriais e melhor qualidade nutricional em comparação com biscoitos e biscoitos feitos de farinha de trigo (Akubor et al. 2003). O teor de proteína da farinha de feijão-caupi/farinha de trigo ficou entre 15,2 e 18,9%; Os valores aumentaram com o aumento do teor de farinha de feijão-caupi na mistura (Akubor 2003). Anton et al. (2008) mostraram um aumento na atividade fenólica total e antioxidante de tortilhas compostas de feijão/trigo com o aumento da substituição por farinha de feijão. Em relação aos fatores inibitórios nutricionais, eles mencionaram que a atividade inibidora do ácido fítico e da tripsina nas farinhas misturadas de feijão/trigo aumentou com o aumento da taxa de substituição da farinha de feijão. De acordo com os seus relatórios, o processamento da farinha em tortilhas reduziu significativamente os níveis de ácido fítico e inibidor de tripsina (Anton et al. 2008). Portanto, as leguminosas podem ser utilizadas com sucesso no pão para obter um produto enriquecido com proteínas e com melhor equilíbrio de aminoácidos.

Sementes oleaginosas

As oleaginosas podem ser encontradas na soja, linhaça (linhaça), sementes de cártamo,

Sementes de gergelim, sementes de uva, sementes de fruta-pão africana, sementes de papoula, sementes de benise , farinha de coco, sementes de algodão, cominho preto, sementes de borracha da Malásia, etc. (Aghamirzaei et al. 2013). As oleaginosas possuem alto teor de ácidos graxos poliinsaturados, vitamina E, proteínas vegetais, niacina, ferro, além de magnésio e fósforo. Por exemplo, dietas à base de soja reduzem o peso relativo dos depósitos de gordura e até reduzem o gasto energético sem alterar a ingestão alimentar em ratos. Além disso, a farinha de soja ativa a via αcAMP /PKA células, aumentando assim a secreção de insulina em resposta à glicose. Por outro lado, a fosforilação da GSK-3, reduzida pela insulina muscular, é melhorada pelas proteínas da soja e pelas isoflavonas, prevenindo assim parcialmente os efeitos nocivos da alimentação com gordura (Latorraca et al. 2011). Portanto, melhorar o valor nutricional dos pães adicionando farinha de soja poderia ajudar a aliviar o problema da desnutrição protéico-energética prevalente no Irã e em outros países em desenvolvimento nos trópicos . Uma dieta rica em ácidos graxos de sementes oleaginosas pode potencialmente fornecer uma série de benefícios na prevenção de problemas de saúde. ou doenças. Por exemplo, os ácidos graxos insaturados podem ter benefícios fisiológicos, incluindo a prevenção de câncer, doenças cardíacas, hipertensão e doenças autoimunes (Liangli et al. 2005). Os resultados mostraram que os pães com adição de extrato de semente de uva (GSE) tinham maior atividade antioxidante do que os pães com adição de extrato de semente de uva (GSE). controlar pães. Outro benefício do extrato de semente de uva (GSE) foi a redução da carboximetil lisina (CML) no pão. Estas observações sugerem uma perda de brilho do pão causada pela redução da LMC em pães enriquecidos com GSE (Peng et al. 2010). A incorporação de pó de semente de uva (GSP) na farinha de trigo diminuiu a proteína total, enquanto foi observado um aumento na fibra total, gordura e fenol total (Aghamirzaei et al. 2015: Peighambardoust e Aghamirzaei 2014). Concluiu-se que subprodutos da uva poderiam ser adicionados às receitas para melhorar a funcionalidade do pão . A linhaça (Linum usitatissimum) contém 51–55% de ácido a-linolênico (ALA), que reduz doenças cardiovasculares, inflamação, pressão arterial e inibe. câncer e doenças de pele, bem como distúrbios do sistema imunológico, como insuficiência renal, artrite reumatóide e esclerose múltipla (Kelley et al. 1991). Chen et al. (1992) relataram que o ácido α-linolênico (ALA) permaneceu estável durante o processamento e cozimento de muffins enriquecidos com semente de linhaça moída.biegbuna et al. (2013) investigaram o efeito da substituição do açúcar pela farinha de tamareira nas propriedades físico-químicas e organolépticas do pão. A Tabela 3 mostra que o teor de carboidratos diminuiu significativamente com o aumento da substituição do açúcar granulado pela farinha de tamareira, enquanto o teor de proteína bruta, gordura e fibra bruta aumentou significativamente (p < 0,05).

Tabela 3 - Composição química das misturas de farinhas com diferentes percentuais de substituição de açúcar por farinha de polpa de tamareira (base peso seco).

Parameter	Percentage (%) Sugar Substitution with DPFPM (w/w)					
	0	25	50	75	100	LSD
Fat (%)	6.25[a]	6.68[ab]	7.01[ab]	7.38[ab]	7.72[b]	1.30
Crude fiber (%)	1.52[a]	2.30[ab]	2.98[abc]	3.76[bc]	4.45[c]	1.48
Crude protein (%)	16.85[a]	17.85[ab]	19.05[abc]	20.21[bc]	21.26[c]	2.41
Carbohydrate (%)	73.12[a]	70.52[ab]	67.82[bc]	65.23[c]	62.73[c]	3.75

Os valores são meios de dupla determinação. Médias com o mesmo sobrescrito dentro de uma linha não foram significativamente diferentes (p>0,05). Referências: Obiegbuna et al. (2013).

Noz comestível

As nozes podem ser classificadas em amendoins, amendoins, girassóis, abóboras, nozes e nozes. Há pouca informação disponível sobre a adição de farinha de amêndoa comestível em produtos assados. O interesse na fortificação com nozes se deve ao seu alto teor de ácidos graxos poliinsaturados, proteínas vegetais, fósforo, ferro, magnésio, vitamina E, niacina, ácido fólico e fitoestrógenos. Por exemplo, as sementes de girassol são um complexo que contém cerca de 20% de proteína, uma elevada proporção de potássio (710 mg/100 g) e magnésio (390 mg/100 g) e são particularmente ricas em ácidos gordos polinsaturados (aprox. 31,0%). são outras oleaginosas: soja (3,5%), amendoim (13,1%), caroço de algodão (18,1%), linhaça (22,4%), semente de gergelim (25,5%) e semente de cártamo (28,2%) (Skrbic e Filipcev 2008). As nozes também foram utilizadas por diversas civilizações como medicamentos para prevenir ou tratar diversas doenças (Salas-Salvado et al. 2011). No entanto, os tipos de proteínas presentes dependem do tipo de semente de noz, e normalmente essas proteínas são ricas nos aminoácidos ácidos ácido aspártico (Asx) e glutamina e ácido glutâmico (Glx), bem como nos aminoácidos básicos (Venkatachalam e Sathe 2006). Foi proposta uma substância abrasiva para a limpeza da pele, na qual grãos naturais, cascas, cascas de frutas e/ou sementes (nozes, avelãs, farinha de casca de amêndoa, farinha de caroço de damasco, nozes de macadâmia e pistache) são moídos até formar uma farinha de partícula definida. tamanho 50-2000ц M.

Quando a farinha de trigo foi misturada com 10% de farinha de semente de abóbora, o teor de proteína bruta aumentou 80,8%, o teor de cálcio aumentou 43,9%, o teor de potássio aumentou 71,9% e o teor de fósforo do pão de controle composto aumentou 63,0%. . As dietas fortificadas com 5% e 10% de pão de abóbora canelado apresentaram valores significativamente (p<0,05) maiores para ganho de peso, índice de eficiência proteica, digestibilidade aparente e real do que as dietas formuladas com pão 100% de farinha de trigo, indicando melhora na qualidade nutricional dos pães mistos substitutos de abóbora canelada (Giami et al. 2003). Estudos clínicos mostraram que uma dieta rica em abóbora pode reduzir os níveis de açúcar no sangue. Os polissacarídeos ativos da abóbora poderiam obviamente aumentar os níveis séricos de insulina e, assim, reduzir os níveis de glicose no sangue, melhorando a tolerância à glicose e, portanto, poderiam ser usados como um novo medicamento antidiabético (Yang et al. 2007). Vale ressaltar que os efeitos benéficos do pão fortificado com abóbora podem estar relacionados ao aumento das concentrações de compostos químicos como caroteno, vitaminas, minerais, pectina e fibras.

Quase 90% do óleo das sementes de girassol é um bom óleo insaturado.

Devido ao papel dos tocoferóis como antioxidantes naturais, acredita-se que os tocoferóis reduzam várias doenças humanas, particularmente causadas pelo estresse oxidativo, incluindo doenças coronárias, câncer e doenças cardiovasculares (Adams e Best 2002). O potencial antioxidante do óleo de semente de girassol é de grande importância dada a crescente utilização desta oleaginosa em diversos alimentos. A adição de sementes de girassol proporcionou aumento na composição química (cobre, zinco, ácidos graxos essenciais, gordura bruta, fibra bruta e proteína bruta) dos pães.

Os grãos de damasco são utilizados principalmente na produção de óleos, e os grãos também são adicionados inteiros ou moídos a produtos assados e também consumidos como aperitivo (Hyta e Alpaslan 2011). O licor de caroço de damasco de ameixa preta, preventivo de doenças, para suprimir a trombose, aliviar a tosse e a asma, retardar a senilidade, etc., era feito de caroços de damasco com conteúdo de medicina chinesa. Os grãos de damasco e este óleo foram usados anteriormente para tratar tumores e úlceras (Rieger 2006).

Por outro lado, foi relatado que a amigdalina do óleo de caroço de damasco é usada na prevenção e tratamento de enxaquecas, hipertensão, inflamação crônica e outras doenças relacionadas a reações, bem como no tratamento de câncer (Toshiyuki et al. 2003). . Os resultados obtidos mostraram que massas aceitáveis em termos de propriedades sensoriais poderiam ser produzidas incorporando farinha de caroço de damasco na farinha de trigo até uma proporção de 15% do peso da farinha (Eyidemir e Hayta 2009). Existe, portanto, um bom potencial para a fortificação de produtos de panificação, especialmente pão, como parte central da dieta da maioria dos grupos populacionais.

Antioxidantes e vitaminas

Os radicais livres, que surgem de uma variedade de reações biológicas no corpo, podem danificar biomoléculas vitais. Um excesso de radicais livres não capturados leva a condições e doenças prejudiciais à saúde, como espécies reativas de oxigênio (ROS), incluindo superóxido (O 2^-), radicais hidroxila (OH), peróxido de hidrogênio (H 2 O 2) e peróxido lipídico. os radicais têm sido associados a doenças crônico-degenerativas, como associadas a doenças inflamatórias, cancerígenas, cardiovasculares e de envelhecimento (Shahidi 2008). Seidel et al. (2007) examinaram a influência dos antioxidantes no pão no sistema imunológico em fumantes e não fumantes do sexo masculino. Eles relataram que os parâmetros antioxidantes eliminadores de radicais totais (TRAP) e quimioluminescência fotossensível (PCL) medidos na urina aumentaram significativamente, enquanto a capacidade de redução do ferro plasmático (FRAP) e os equivalentes urinários de ácido gálico (GAE) permaneceram inalterados após o consumo de pães enriquecidos com antioxidantes. Tal como acontece com os efeitos observados no plasma, isto é consequência de um aumento da capacidade antioxidante na urina, enquanto a quantidade total de componentes fenólicos permaneceu estável. A atividade antioxidante dos produtos de panificação depende do tipo de espécie antioxidante, variedade de trigo, método de extração e tipo de teste de atividade antioxidante. No entanto, antioxidantes naturais como flavonóides, tocoferóis e ácidos fenólicos podem inibir a peroxidação lipídica em alimentos e melhorar a qualidade dos alimentos, como produtos assados.

O chá verde (GT) contém antioxidantes que podem ser usados como ingredientes promotores da saúde. Os resultados mostraram que a alimentação de pacientes com insuficiência renal crônica com dieta de arginina com pão enriquecido com GT resultou em redução significativa do colesterol total (CT), triglicerídeos (TG), colesterol de lipoproteína de baixa densidade (LDL-C) e aspartato-aminotransferase (AST), alanina aminotransferase (ALT), ácido úrico, nitrogênio ureico e creatinina, bem como um aumento significativo no colesterol sérico de lipoproteína de alta densidade (HDL-C). Esses efeitos benéficos são atribuídos à redução na absorção de colesterol, bem como ao aumento da excreção de ácidos biliares e da síntese de colesterol no fígado. Além disso, com base nas evidências disponíveis, parece que o pão fortificado com chá verde teve um efeito positivo na função renal e eliminou o stress oxidativo devido às suas propriedades antioxidantes (Abd El- Megeid et al. 2009). Hedegaard et al. (2008) mencionaram que o antioxidante está contido no extrato de chá verde; O bambu e o alecrim podem reduzir significativamente o teor de acrilamida nos baguetes fritos e manter o sabor original e a crocância dos baguetes fritos. A fermentação abrangente com levedura pode ser uma das formas possíveis de reduzir o teor de acrilamida em pães fortificados no presente trabalho. No entanto, este trabalho pode ser considerado uma importante contribuição para a redução da acrilamida através de antioxidantes.

A incorporação do polissacarídeo *Auricularia auricula* no pão aumentou significativamente as propriedades antioxidantes do pão, conforme testado usando o método de eliminação de radicais livres DPPH. Pães contendo farinha de polissacarídeo *de Auricularia auricula* podem expandir a utilização dos polissacarídeos dos corpos frutíferos de *Auricularia auricula* devido à sua maior capacidade de eliminar radicais livres e podem ser considerados um alimento funcional potencialmente promotor da saúde (Fan et al. 2006) .) .

Os polifenóis têm importantes efeitos bioativos na cúrcuma (*Curcuma longa* L.), incluindo a curcumina, que, entre outros polifenóis, é conhecida por seus fortes efeitos antioxidantes (Miquel et al. 2002). Portanto, substituir a farinha de trigo no pão por açafrão em pó pode levar ao desenvolvimento de pão com benefícios adicionais para a saúde (ver Figura 4) (Lim et al. 2011).

Covardemente. 4- Teor de curcumina na cúrcuma em pó e nos pães preparados com cúrcuma em pó em substituição à farinha de trigo. Pães controle e pães preparados com 0%, 2%, 4%, 6% e 8% de substituição de farinha de trigo por cúrcuma em pó, respectivamente. As barras representam o erro padrão das médias (n=3) e as médias com letras diferentes são significativamente diferentes (P<0,05) (Lim et al. 2011).

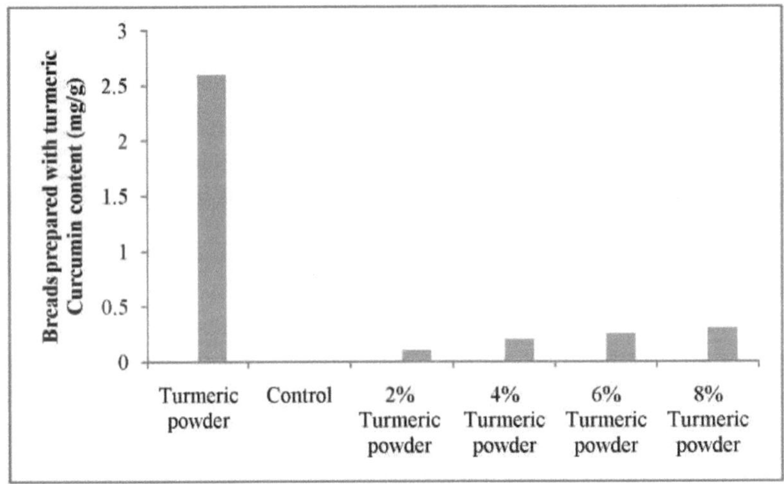

Dunaliella podem ser utilizadas para pão.

O rendimento vitamínico no pão feito com farinha enriquecida está entre 75% e 90% para piridoxina e tiamina e entre cerca de 70% e 95% para niacina. Nesta base, e assumindo que as vitaminas B adicionadas são 100% absorvidas, em média cerca de 20-30% na farinha é suficiente para fornecer a quantidade desejada em produtos de panificação (Allen et al. 2006). A deficiência de vitamina B12 é uma condição clínica comum que às vezes leva a distúrbios neurológicos graves. Espera-se que a fortificação do pão com esta vitamina reduza as doenças causadas pela deficiência de vitaminas e previna o efeito de mascaramento do ácido fólico. Também poderia fornecer uma forma de aumentar a dose de ácido fólico em vários alimentos fortificados. Grãos como o trigo não contêm vitamina B12 e esta vitamina só é encontrada em produtos de origem animal. Estudos anteriores mostraram que a co-fortificação de produtos de panificação estava associada ao aumento dos níveis de ácido fólico e vitamina B12 e à redução das concentrações de homocisteína em uma proporção significativa da população (Winkels et al. 2008). Portanto, duas conclusões foram claramente tiradas: primeiro, um programa de fortificação utilizando 140 mg de ácido fólico por 100 g de farinha provavelmente alcançou alguns resultados na redução de defeitos do tubo neural, mas uma redução maior provavelmente poderia ser alcançada com níveis mais elevados de fortificação com ácido fólico. Em segundo lugar, o desequilíbrio entre os níveis de vitamina B12 e de ácido fólico pode levar a eventos adversos, pelo menos numa determinada parte da população.

Os grãos não são uma fonte muito boa de vitamina B2 (riboflavina), então as pessoas que dependem do trigo provavelmente terão deficiência dessa vitamina. Portanto, existem boas razões para incluir a vitamina B2 na maioria dos programas de fortificação de grãos. Também existem preocupações sobre a deficiência de vitamina B1 (tiamina), que pode levar à síndrome de Wernicke-Korsakoff em alcoólatras. Isto levou a uma diminuição significativa na prevalência da síndrome de Wernicke-Korsakoff na Austrália e na Nova Zelândia.

Foi sugerido que a vitamina B6 (piridoxina) , juntamente com o ácido fólico e a vitamina B12, podem ajudar a reduzir os níveis de homocisteína e, assim, reduzir a incidência de doenças cardíacas e derrames (Kelly 2003). A vitamina B5 (niacina) foi incluída no programa original de fortificação de grãos, que se mostrou muito eficaz na prevenção da pelagra.

O ácido fólico (vitamina B9) é uma das vitaminas mais comentadas nos últimos tempos devido ao seu papel potencial na prevenção de diversas doenças e distúrbios, como defeitos do tubo neural (DTN) em recém-nascidos, anemia megaloblástica, aterosclerose, acidente vascular cerebral, câncer, doença de Alzheimer. , fenda palatina, enxaquecas etc.

Ranhotra et al. (2000) relataram que a vitamina E pode ser adicionada ao pão em quantidades relativamente elevadas sem afetar as propriedades sensoriais ou outras propriedades do pão. Independentemente da quantidade adicionada, cerca de 1/3 da vitamina E adicionada é perdida durante o tempo de cozimento; nenhuma perda adicional ocorre durante o prazo de validade típico do pão; Estes resultados diferem das observações de Park et al. (1998), que mostraram uma perda de apenas 4% em pães recém-assados feitos com farinha contendo 100 mg de all- *rac* -a- Continha acetato de tocoferol , bem como vitamina C e B-caroteno.

Esta discrepância não é clara, mas provavelmente pode ser devida a diferenças nas fontes de vitamina E e nas técnicas de cozimento utilizadas, ou aos possíveis efeitos protetores da vitamina C e do B-caroteno, antioxidantes conhecidos, na vitamina E nos pães jovens. Vale ressaltar que, levando em consideração um valor médio de retenção de 67,2% e a eficácia real (81,8%) da fonte de vitamina E utilizada, uma porção de 50 g de pão enriquecido com 1.600 UI de vitamina E por pão, quase 1/ 4 da dose diária recomendada de 400 UI.

A vitamina C é rotineiramente adicionada à farinha de pão em todo o mundo em níveis de 15 ppm a 100 ppm para melhorar a funcionalidade da proteína da farinha na panificação (Al- Dmoor 2012). A vitamina C, ou ácido ascórbico, proporciona uma série de benefícios nutricionais importantes, mas o fator considerado mais desejável para produtos de grãos é a sua capacidade de aumentar muitas vezes a absorção de ferro natural e adicionado. No entanto, o aumento da ingestão de vitamina C resulta em uma absorção fracionada de Fe relativamente maior de uma dieta com baixa biodisponibilidade de Fe do que o aumento da ingestão de carne ou a diminuição da ingestão de ácido fítico.

A vitamina A foi adicionada aos pãezinhos de farinha de trigo, e um aumento nas concentrações séricas iniciais de retinol foi observado em crianças em idade escolar após o consumo diário desses pãezinhos (Solon et al. 2000).

frutas e vegetais

Frutas e vegetais contêm quantidades significativas de compostos bioativos associados (flavonóides, carotenóides, etc.) e uma composição mais equilibrada (maior teor de fibra total, maior relação fibra solúvel (SDF)/fibra insolúvel (IDF), maior teor de água e gordura). capacidades de armazenamento, menor valor energético metabólico e maior teor de ácido fítico) (Jimenez- Escrig et al. 2001).

A adição de quantidades variadas de pó de casca de maçã resultou na incorporação de uma variedade de fenóis em muffins, como flavonóis , diidrocalconas , ácidos fenólicos, cianidina-3-O- galactosídeo e flavan-3-óis, e o processo de cozimento influenciou o quantidade e composição de fenólicos em muffins assados (Rupasinghe et al. 2008). Os resultados de Sudha (2007) mostraram que biscoitos preparados com a substituição de 62,5 g de farinha de trigo na crosta e 26,7 g de aveia de cozimento rápido no recheio por bagaço de maçã apresentaram um total de 1,7 g a mais de fibra, 2,3 g a menos de carboidratos e 10 continham menos calorias que os biscoitos de controle. O teor de fibra total nos bolos com inclusão de bagaço foi significativamente maior, enquanto não houve alteração significativa nos valores do teor de gordura total e proteína (Sudha et al. 2007).

A composição imediata dos biscoitos substituídos apresentou diminuição no teor de proteína e gordura dos biscoitos substituídos com casca e polpa de laranja; Isto pode ser devido aos resultados de menor teor de proteína e gordura dos subprodutos cítricos relatados por Okpala e Akpu (2014). Em contraste, os componentes de fibra aumentaram significativamente ao aumentar a substituição por casca e polpa de laranja (Nassar e El-Naggar 2008).

O teor de gordura e fibra, incluindo lignina e celulose, no pó de sementes de tâmara foi superior ao da farinha de trigo (Halaby et al. 2014). Pães enriquecidos com pó de semente de tâmara e pó de casca de romã são recomendados para proporcionar benefícios nutricionais e de saúde e reduzir o risco para pessoas com diabetes tipo 2. Os resultados de Halaby et al. (2014) e Sayed-Ahmed (2014) mostraram redução significativa de glicose, HbA1c, colesterol total (CT), triglicerídeos (TG) e colesterol de lipoproteína de baixa e muito baixa densidade (LDL-C e VLDL-C) .) , aumentando o teor de pó de sementes de tâmara e de casca de romã no pão, ao mesmo tempo que aumenta o HDL-C. A diminuição dos níveis plasmáticos de LDL-C após o consumo de pão fortificado com pó de semente de tâmara e pó de casca de romã pode ser explicada pelo envolvimento de duas enzimas, nomeadamente colesterol éster hidrolase (CEH) e colesterol éster sintetase (CES). Essas enzimas equilibram os níveis de colesterol no sangue com níveis variados de dietas com ou sem gordura. Por outro lado, as folhas de amoreira poderiam ser adicionadas ao pão numa quantidade de 20% para melhorar a qualidade nutricional e as propriedades do pão, aumentando o teor de antocianinas do miolo (Hwang et al. 2008). Assim, a levedura de amoreira, as sementes de tâmaras, a casca e polpa de laranja, o pó de casca de romã e o bagaço de maçã têm sido recomendados para proporcionar benefícios nutricionais e de saúde na perda de peso e no risco de obesidade, contribuindo para a reciclagem de resíduos e melhorando a poluição económica.

Estudos anteriores mostraram que a adição de cogumelo em pó, manga e farinha de banana aumentou significativamente o teor de proteína e fibra bruta em produtos de panificação (Okafor et al. 2012; Bello-Perez et al. 2011). Estes, com a adição de farinha de manga e pó de cogumelo, resultaram em um aumento no teor geral de fibras. Observou-se maior diferença no amido disponível entre os dois pães, pois o teor de amido disponível na amostra controle foi aproximadamente 50% superior ao dos produtos com infusão de farinha de manga, sugerindo que poderia ser utilizado como alternativa para produtos com redução conteúdo digestível Pode-se utilizar amido (Bello - Perez et al. 2011). Por outro lado, os HIs de amido e pGIs derivados para produtos contendo farinha de manga foram inferiores aos valores obtidos para suas respectivas amostras de controle, sugerindo que estas fibras têm um impacto significativo nas taxas de digestão e absorção do componente amido do refeições . Porém, os resultados mostraram que o IH do amido e o IG apresentam efeitos positivos; O IH e o IG foram maiores no pão com farinha de banana verde (65,1 e 64,3%, respectivamente) do que no pão controle (81,9 e 78,8%, respectivamente) (Juarez-Garcia et al. 2006). Além disso, o pão cozido no vapor substituído por 30% de farinha de banana verde (BBFI) e 30% de farinha de banana verde + 8% de glúten (BBFII) apresentou aumento significativo de minerais essenciais (K, Ca, Mg e Zn) e gordura (Abdul Azizand) . Zabidi 2011). No entanto, os resultados mostraram que o BBFII possui conteúdo de IDF (fibra insolúvel) e SDF (fibra solúvel) significativamente menor do que o pão controle (sem farinha de banana verde). Isto pode ser devido à hidrólise do SDF por enzimas de levedura ou perdas durante o cozimento a vapor. Assim, cogumelos, bananas e mangas poderiam ser utilizados para melhorar a qualidade nutricional do pão, o que poderia ser útil na redução da desnutrição proteico-energética prevalecente no Irão e noutros países em desenvolvimento.

O teor de lisina nas batatas é semelhante ao da proteína animal e, portanto, a farinha de batata pode ser usada para superar a desnutrição proteica e calórica na população em geral (Anjum et al. 1991). O alto consumo de batata previne o ganho de peso em homens (Halkjaer et al. 2004). A substituição da farinha de trigo pela farinha de batata na proporção de 20% mostrou-se aceitável para o preparo do pão. Knorr (1979) mencionou que até cerca de 10% da farinha de trigo poderia ser substituída por concentrado protéico de batata sem alterar o volume do pão.

Minerais

A ingestão adequada e a disponibilidade de minerais estão intimamente relacionadas à sobrevivência, às funções cognitivas e reprodutivas e à imunidade. A fortificação do pão com íons metálicos para controlar a formação de acrilamida foi sugerida por Gokmen e Senyuva (2007). O efeito redutor estava relacionado à capacidade desses íons metálicos (particularmente Ca^{+2}, $Mg^{+2 \wedge}$, Na^{+} e K^{+})

de interromper a formação da base de Schiff, que é um importante intermediário na reação de Maillard que leva à Acrilamida. pistas. A baixa ingestão de ferro na dieta e a baixa biodisponibilidade do ferro na dieta são em grande parte responsáveis pela prevalência generalizada da anemia. Vale ressaltar que a dieta com biodisponibilidade de Fe relativamente maior resultou em maior absorção de Fe fracionado e total em comparação com a dieta de baixa biodisponibilidade. Estudos anteriores sugeriram o importante papel dos aminoácidos essenciais da dieta na absorção e utilização do ferro. Por exemplo, El-Guindi et al. (1988) demonstraram que certos aminoácidos (particularmente cicteína , histidina e lisina) melhoram a absorção de ferro. Cereais infantis fortificados com altas doses de ferro foram estudados (Walter et al. 1993). Além disso, um estudo anterior mostrou que o consumo de pão de centeio integral enriquecido resultou na estabilização do nível de ferro em mulheres jovens (Hansen et al. 2002). Em outro estudo, foi relatada uma concentração média de Fe de $18,2 \pm 8,1$ mg kg $^{-1}$ (peso seco) em vários produtos de panificação (Demirozut et al. 2003).

O cálcio é importante para a formação dos ossos e dentes, para a coagulação do sangue, atuando como catalisador na conversão da protrombina em trombina, para o funcionamento normal dos nervos e músculos, e desempenha um papel importante na prevenção e tratamento da osteoporose. . Biodisponibilidade de cálcio em pães fortificados com diversas fontes de cálcio relatada por Ranhotra et al. (1997). O pão pode ser fortificado para conter até 211 mg de cálcio por 100 g de farinha (Al- Dmoor 2012). Esta fortificação fornece apenas uma quantidade modesta de cálcio em produtos processados, como o pão.

A fortificação do pão com zinco aumentou as taxas de crescimento de crianças em idade escolar que inicialmente apresentavam baixos níveis plasmáticos de zinco. Um estudo indicou que a absorção de zinco do sulfato adicionado a uma farinha de pão com baixo teor de fitato foi de cerca de 14% (teor total de zinco de 3,1-3,7 mg por refeição), em comparação com cerca de 6% dos mesmos fortificantes, que foram adicionados a uma farinha de pão com alto teor de fitato. farinha de trigo, farinha de mingau (teor total de zinco 2,7–3,1 mg por refeição) (de Romana D et al. 2003). No entanto, o melhor teor de sulfato de zinco é 100 mg/100 g, o que indica alta absorção e biodisponibilidade de zinco e não afeta os resultados de cozimento ou as propriedades organolépticas (Khalil et al. 2002). Ele também mostrou que o pão enriquecido com sulfato de zinco tinha maior teor de isoleucina, enquanto fenilalanina, valina e tirosina eram maiores no pão de trigo antes e depois da fortificação com sulfato de zinco. Isso ocorre porque o zinco tem afinidade com grupos tiol e hidroxila e se liga a aminoácidos, peptídeos, proteínas e nucleotídeos.

A biodisponibilidade de cinco micronutrientes essenciais (ferro, zinco, cobre, manganês e molibdênio) da cesta alimentar libanesa, incluindo pão, vários tipos de queijo branco, frutas e vegetais, foi estudada por Khouzam et al. avaliado. (2011). Verificou-se que apenas uma proporção muito pequena de Fe e Zn (aproximadamente 10%) é biodisponível no pão. Alta biodisponibilidade (>50%) também foi observada para manganês em frutas e vegetais, enquanto a biodisponibilidade de manganês foi razoável (25–30%). A fortificação do pão com iodo é conseguida através da adição de sal iodado, o que resultou num aumento desejável na ingestão de iodo e previne doenças da sarjeta. Miki et al. (1994) mostraram que extratos de algas marinhas como *Laminaria* japonica servem como fonte de iodo para fortificar farinha e pão.

Prebióticos, probióticos e simbióticos

Probióticos são microrganismos utilizados para diversos fins , como promover o crescimento, facilitar a digestão e absorção e suprimir doenças infecciosas (Neissi et al. 2013). Os prebióticos também são definidos como componentes alimentares indigeríveis ou de difícil digestão que beneficiam o organismo hospedeiro, estimulando seletivamente o crescimento ou a atividade de uma ou de um número limitado de bactérias probióticas no cólon. Estudos sobre prebióticos mostraram que esses ingredientes dietéticos têm uma influência positiva no peso das fezes e no tempo de trânsito das fezes (Gibson et al. 1999), na absorção de minerais (Griffin et al. 2002), no risco de câncer de cólon (Pool-Zobel et al. 2002), o sistema imunológico (Kelly-Quagliana et al. 2003) e finalmente na concentração de lipídios no sangue (Letexier et al. 2003).

Seidel et al. (2007) examinaram a influência dos prebióticos no pão no sistema imunológico em fumantes e não fumantes do sexo masculino. Eles mencionaram que uma fração do cluster de diferenciação (CD19) nos linfócitos aumentou significativamente, enquanto a capacidade de redução do ferro plasmático (FRAP) não aumentou após a intervenção em fumantes e naqueles que consumiram pão prebiótico. A molécula de adesão intercelular 1 (ICAM-1) como marcador de estresse diminuiu após o consumo do pão prebiótico. O estudo anterior mostrou que o uso combinado de 20% de farinha de trigo verde, cepas de bactérias lácticas produtoras de dextrano e o processo de massa fermentada estimulou as bactérias lácticas e o metabolismo da levedura, resultando em tempos de fermentação mais curtos e maior produção de exopolissacarídeos na massa. Além disso, é relatado que os exopolissacarídeos são capazes de substituir os hidrocolóides atualmente usados para atividades de texturização, antienvelhecimento , redução do colesterol, imunomoduladoras, antitumorais e prebióticas. Isto tornou possível desenvolver pão prebiótico que pode cobrir cerca de 30% das necessidades diárias de fruto-oligossacarídeos e complementar a ingestão de prebióticos na dieta diária (Nissi et al. 2013).

Ostman et al. apontaram que a inclusão de ácido láctico no pão reduz a taxa de digestão do amido, causando interações glúten-amido. (2002). Além disso, a presença de ácido láctico durante a gelatinização do amido parece ser um pré-requisito para a redução da biodisponibilidade do amido. Shakeri et al. (2014) examinaram os efeitos do consumo diário de pão simbiótico (*Lactobacillus sporogenes* /inulina) no perfil lipídico do sangue de pacientes com diabetes tipo 2. Seus resultados mostraram que houve aumento nos níveis séricos de HDL-C e diminuição nos níveis séricos de TG e VLDL-C; Relação CT/HDL-C.

Hidrocolóides e gomas

Os hidrocolóides, também conhecidos como gomas, são substâncias constituídas por moléculas hidrofílicas, de cadeia longa e de alto peso molecular, que são particularmente utilizadas como aditivos em produtos de panificação, pois são adequadas para alterar as propriedades sensoriais e estruturais de suspensões aquosas. Alguns estudos relataram o uso de hidrocolóides como fonte terapêutica de fibra, como substituto do glúten na formulação de pães sem glúten e como substituto de gordura em diversos alimentos. Porém , quando goma arábica ou uma mistura de goma arábica com alginato, goma xantana e goma guar é adicionada à receita do pão para aumentar o teor de fibra do pão, o valor calórico não muda significativamente (Ognean et al. 2007). Isto pode ser devido a uma "diluição" do conteúdo, particularmente a um aumento no conteúdo de água (Stear , 1990). Vale ressaltar que o polipeptídeo insulinotrópico foi reduzido após o consumo de alimentos contendo goma guar; Foi levantada a hipótese de que o possível mecanismo que leva a uma redução significativa na resposta à insulina após o consumo de A-glucano pode estar relacionado a alterações nos hormônios intestinais.

Brasil e cols. (2011) investigaram o efeito da adição de inulina nos parâmetros sensoriais, nutricionais e físicos do pão branco. Os pães com inulina não atingiram baixo índice glicêmico. Você mencionou que a fibra solúvel é capaz de reduzir as respostas glicêmicas pós-refeição. Portanto, podem ser recomendados para diabéticos e pessoas com sobrepeso devido ao seu alto teor de fibras.

A fenilcetonúria é um distúrbio metabólico hereditário resultante de um defeito enzimático que resulta na falha na utilização da fenilalanina e é a aminoacidopatia mais comum . A base da terapia dietética para fenilcetonúria é fornecer às crianças doentes uma quantidade mínima de fenilalanina que permita um padrão de crescimento normal, mas não aumente os níveis séricos de fenilalanina. Kulp et al. (1974) descobriram que o teor de fenilalanina no pão de goma de amido era bastante baixo e poderia ser tolerado por pacientes com fenilcetonúria.

Riscos sanitários e tecnológicos do enriquecimento

A maioria dos fatores antinutritivos das leguminosas são lábeis ao calor. Esses fatores antinutritivos incluem: inibidores de protease, lectinas, bócio, antivitaminas, fitatos, saponinas, estrogênios, fatores de flatulência, alérgenos e lisinoalanina . Fatores antinutritivos estáveis ao calor (por exemplo, fitato e polifenóis) são eliminados não pela simples imersão e aquecimento, mas pela germinação ou fermentação. Hoje em dia, alguns dos fatores antinutricionais (por exemplo, taninos) são de grande interesse como potenciais benefícios para a saúde devido aos seus efeitos antioxidantes. No entanto, as leguminosas são geralmente cozinhadas: este processo melhora o seu valor nutricional e reduz o risco de toxicidade que ocorre em algumas leguminosas devido à presença de toxinas termolábeis. Além disso, o feno-grego pode causar aumento da produção de leite em mulheres que amamentam, estimular o útero e não deve ser ingerido durante a gravidez (WIC Works Resource System 2005).

Uma correlação negativa entre fitato e disponibilidade de Fe foi encontrada em altas concentrações de amaranto. Maior proporção de farinha de amaranto aumentou a concentração de Fe, embora não tenha sido observado aumento na ingestão de Fe. Uma cultura adequada para complementar o trigo, que é importante devido aos seus nutrientes e aptidão para a sobrevivência na maioria das áreas áridas, é o amaranto. Além disso, o oxalato é um fator de risco potencial para o desenvolvimento de cálculos renais e reduz a disponibilidade de cálcio e magnésio. A maioria dos oxalatos nos grãos de amaranto está na forma insolúvel e, portanto, a absorção pode ser baixa (Singh e Singh 2011).

A presença de ácido fítico no pão afeta negativamente a biodisponibilidade de íons minerais divalentes e trivalentes como Zn^{2+}, $Fe2^{+/3+}$, Ca^{2+}, Mg^{2+}, Mn^{2+} e Cu^{2+}. Chaoui et al. (2003) mostraram que fazer pão com massa fermentada *de Lactobacillus plantarum* apresentava menor teor de ácido fítico. Isto pode estar relacionado com a enzima fitase microbiana e a acidificação da massa, que proporcionaram condições adequadas para a atividade da fitase endógena e microbiana e aumentaram a solubilidade dos complexos de fitato.

O valor máximo tolerável é o teor máximo de micro/macronutrientes que um alimento fortificado pode ter de acordo com a legislação alimentar, a fim de minimizar o risco de ingestão excessiva. Use alimentos fortificados, como pão, como fonte de vitaminas, minerais e suplementos de ervas que podem ser prejudiciais para bebês, crianças e mulheres grávidas ou lactantes quando tomados em grandes doses. Por exemplo, embora uma overdose de antioxidantes seja muito rara, é certamente possível. Quando tomados em concentrações mais elevadas, os antioxidantes podem ter efeitos fisiológicos significativos, às vezes fatais. Por exemplo, embora uma sobredosagem de vitamina C seja bastante difícil de conseguir, uma vez que a concentração consumida para produzir um efeito semelhante a uma sobredosagem é de cerca de 3000 mg/dia, exceder esta dose pode resultar em alguns efeitos fisiológicos negativos. Consumir uma dose superior a 3.000 mg/dia pode causar doenças como cálculos renais e aumento da necessidade de oxigênio. Por outro lado, o aumento da ingestão de vitamina C pode levar à excreção excessiva de ácido úrico e à erosão do esmalte dentário. Além disso, os polifenóis demonstraram comportamento pró-oxidante (ou seja, fazem com que outros compostos sejam oxidados em vez de reduzidos). Além disso, foi demonstrado que alguns polifenóis interferem no metabolismo de certos medicamentos quando consumidos em excesso (Miraliakbari e Shahidi 2008). Em doses de 1.600-3.200 mg/dia durante um longo período de tempo, as overdoses de vitamina A podem causar sintomas como dor no peito, estresse gastrointestinal, inflamação vascular, fadiga e problemas de tireoide.

É importante notar que o excesso de ácidos graxos ômega-3 suprime ligeiramente os ácidos graxos ômega-6, enquanto o contrário não parece ser o caso, pois o 6 não suprime os ácidos graxos ômega-3. Além disso, as gomas (guar, etc.) podem causar obstruções intestinais, diarreia e distensão abdominal.

Alergia alimentar

Uma alergia alimentar é uma reação do sistema imunológico a uma proteína em diferentes alimentos. Os sintomas de uma alergia alimentar podem incluir problemas estomacais ou intestinais, erupção cutânea, eczema e urticária, dificuldade em respirar e coceira, queimação e inchaço ao redor da boca. Existem dois tipos de alergias alimentares (i) alergias imediatas mediadas por IgE e (II) alergias retardadas (não mediadas por IgE). Os sintomas de uma alergia alimentar mediada por IgE geralmente ocorrem após a ingestão de apenas uma pequena quantidade do alimento agressor e podem ser fatais, enquanto os sintomas de uma alergia alimentar não mediada por IgE se desenvolvem horas após o consumo do alimento e podem ser doseados. dependente. No entanto, as alergias alimentares não mediadas por IgE raramente são fatais, mas podem levar à incapacidade de crescimento em crianças pequenas. Os alérgenos alimentares mais comuns incluem leite de vaca, ovos, soja, nozes, peixe, marisco e trigo. Por exemplo, estima-se que 0,6 por cento da população dos EUA (ou seja, 1,6 milhões de pessoas) sofre de alergia ao amendoim (Sicherer e Sampson 2000).

Intolerância alimentar

A intolerância alimentar não é uma reação imunológica. Esses sintomas podem ser semelhantes aos sintomas de alergia alimentar e também podem incluir dores de cabeça, distensão abdominal, irritabilidade e azia. No entanto, as intolerâncias alimentares podem causar sintomas leves a graves, embora não sejam fatais. Os sintomas de intolerância alimentar podem levar até dois dias para se desenvolverem e são cumulativos, o que significa que comer mais comida resultará em uma reação pior. Os tipos mais comuns de substâncias alimentares que podem causar intolerância alimentar são: (i) carboidratos de cadeia curta mal absorvidos, como lactose, frutose, sorbitol e frutanos . (ii) Produtos químicos alimentares, como salicilatos, aminas, glutamatos, corantes, aditivos e conservantes.

Doença celíaca

A doença celíaca não é uma intolerância ou alergia. Esta doença é uma reação do sistema imunológico ao glúten, que causa danos ao revestimento intestinal. Pessoas com doença celíaca devem seguir uma dieta rigorosa sem glúten por toda a vida (os substitutos do trigo incluem milho, batata, sorgo, lentilha, amido de araruta, etc.), e as consequências de não aderir a esta dieta são bastante graves. O glúten é encontrado em alimentos para bebês, malte de cevada, frituras, biscoitos, mortadela, farelo, pão, pão ralado, bulgur, chocolate, cacau, nozes frias, biscoitos, pão de milho, biscoitos, creme de trigo, croutons, donuts, farina, cachorro-quente , sorvete, linguiça de fígado, macarrão, produtos de malte, pão ázimo, maionese, muffins, macarrão, ovomaltine , misturas para panquecas , macarrão, doces, pimentões, tortas, pães achatados, pizza, pão de centeio, pudins, pãezinhos, molho de soja, tamari, tortilhas , waffles, gérmen de trigo e algumas leveduras.

Autismo e dieta sem glúten

O autismo é o resultado da ação de peptídeos de origem exógena que afetam a neurotransmissão no sistema nervoso central (SNC). Os peptídeos resultantes da degradação incompleta de alimentos que contêm glúten exibem atividade opioide direta ou formam ligantes para as enzimas peptidases que degradam endorfinas e encefalinas endógenas. Os resultados mostraram que os participantes que seguiram uma dieta sem glúten apresentaram melhora em vários aspectos comportamentais em pacientes autistas (Whiteley et al. 1999).

Influência do enriquecimento na qualidade e aceitação do produto, bem como nas propriedades reológicas e sensoriais

Como princípio orientador, é importante que a fortificação do pão não afecte a aceitação dos alimentos fortificados pelo consumidor. Não haveria diferença perceptível na aparência, nas propriedades sensoriais ou mesmo no preço do produto fortificado, embora isso nem sempre seja possível. Além disso, qualquer alteração de aroma e sabor resultante do enriquecimento é inaceitável. No entanto, o ferro pode fazer com que a farinha escureça ligeiramente, enquanto altos níveis de riboflavina e ácido fólico podem fazer com que ela fique ligeiramente amarelada. Porém, essas alterações são aceitas desde que todas as farinhas sejam tratadas da mesma forma. A utilização de farinha enriquecida contendo até 0,3% de lisina na fabricação de pães não altera os valores organolépticos de aparência, textura, aroma e sabor, bem como a aceitabilidade geral dos pães resultantes (Yasoda-Devi e Geervani 1979). Os pães enriquecidos com pseudocereais foram caracterizados por um efeito de textura de miolo significativamente mais macio, o que foi atribuído à presença de emulsionantes naturais nas farinhas de pseudocereais e confirmado pelas imagens confocal (Alvarez-Jubete et al. 2010). Contudo, a adição de tais compostos tem um efeito prejudicial na qualidade do pão em termos de volume, textura, cor e, por vezes, sabor do pão. Testes de propriedades de panificação, cor e avaliação sensorial mostraram que 15% da farinha de trigo poderia ser substituída por leguminosas germinadas e ainda assim poderiam ser produzidos pães e biscoitos de boa qualidade. Além disso, os valores do índice de tolerância à mistura como indicador do teste de envelhecimento mostraram que o pão de trigo era melhor que o pão feito de gérmen de trigo em termos de frescor (Eissa et al. 2007). Os pães contendo massa fermentada *Lactobacillus Plantarum* apresentaram melhor sabor em comparação aos pães feitos com farinha de soja devido à presença de enzimas de proteólise, à decomposição de algumas proteínas da massa e à formação de diversos compostos aromáticos. No entanto, a adição de massa fermentada ao *Lactobacillus Plantarum* (ou amostra de energia que leva ao amolecimento da massa) resulta na redução da viscosidade devido à atividade enzimática (por exemplo, protease), formação de alguns ácidos e diluição da rede de glúten. Estudos anteriores mencionaram que o processamento térmico na produção de pão poderia reduzir a capacidade antioxidante em cerca de 30-40%. Este fenômeno pode ser causado por reações induzidas pelo calor das proantocianidinas com componentes da dieta, como proteínas ou amido, produzindo moléculas grandes que não podem ser extraídas pelos solventes. Os seus resultados também sugerem que o processamento térmico tem um impacto significativo na atividade antioxidante de sistemas livres de células (Peng et al. 2010). O uso de altos níveis de adição de gomas (>10%) e compostos fenólicos em formulações de alimentos pode levar a efeitos negativos nas propriedades sensoriais dos alimentos acabados, como aumento do amargor e adstringência (Jaeger et al. 2009; Ognean et al. 2007) . A mistura de gomas (goma arábica , goma acácia e alginatos) proporciona melhores resultados (farinográficos, sensoriais e tecnológicos) do que a goma arábica isoladamente (Ognean et al. 2007). No entanto, estudos anteriores mostraram que a hidroxipropilmetilcelulose (HPMC) foi o hidrocolóide que teve um efeito melhorador em todos os parâmetros testados, índice de volume específico, relação largura/altura e dureza do miolo. Além disso, foram alcançadas boas propriedades sensoriais em termos de aparência, aroma, sabor, crocância e aceitabilidade global (Guarda et al. 2004). Com o aumento do teor de pó de semente de uva (GSP) e a adição de extrato de chá verde (GTE), os valores de L* (escuridão-claridade) e b* (vermelho-verde) diminuíram, enquanto a* (amarelecimento-azul) aumentou. Isso pode estar relacionado ao fato de GSP e GTE já apresentarem aspecto avermelhado e enegrecido. Além disso, os pães enriquecidos com GSP e GTE apresentaram valores E relativamente mais baixos do que os do pão controle (Peighambardoust e Aghamirzaei 2014; Somboonvechakarn 2008).

Como regra geral , a adição de micronutrientes para produzir uma farinha de trigo enriquecida não deve afetar o prazo de validade normal ou esperado da farinha. A causa mais comum de redução do prazo de validade é o ranço da farinha devido aos sais solúveis de micronutrientes. Uma forma de enriquecer a farinha de trigo resultante poderia ser misturar entre 5 e 50% de farinha média com farinha de trigo para obter um enriquecimento mineral de até 20% com base no teor original de cálcio, zinco, ferro, manganês e fósforo da farinha sem o para alterar as propriedades de fermentação e panificação (Maldonado 2000).

Não há relatos de que a adição de vitamina B12 afete a cor ou as propriedades de panificação da farinha de trigo. A vitamina B5 é muito estável e não apresenta problemas de perda ao cozinhar ou assar. Além disso, o caroteno em pães integrais e biscoitos é extremamente estável durante a fase de pré-cozimento e também durante o prazo de validade típico dos produtos no mercado. No entanto, ocorreram perdas significativas de caroteno durante o cozimento, variando de 4 a 15% no pão e de 18 a 23% em biscoitos. As perdas em produtos de panificação foram provavelmente maiores devido à sua maior área de superfície relativa e às condições de cozimento mais severas (menor umidade do produto final) (Ranhotra et al. 1995). Contudo, o benefício da adição de vitamina A aos produtos de farinha de trigo é limitado devido à sua baixa estabilidade na presença de oxigênio ou ar. A perda de vitamina A durante 70 minutos de cozimento a 200°C pode ser superior a 50% (Cakirer e Lachance 1975).

por Peighambardoust e Aghamirzaei (2014) mostraram que a composição e o conteúdo de ácidos graxos e tocoferóis (vitamina E) não se alteraram significativamente (P > 0,05) após o tempo de cozimento (Figuras 5 e 6). Isto pode estar relacionado ao aumento dos níveis de compostos químicos com propriedades antioxidantes, como compostos fenólicos e tocoferóis.

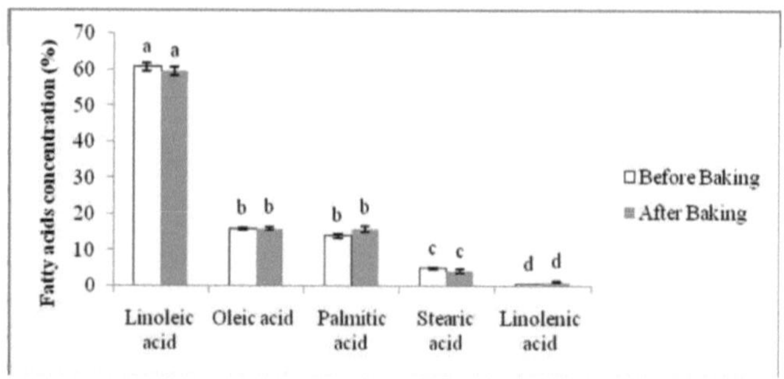

Figura 5 – Estabilidade do óleo de semente de uva na panificação. Os dados são expressos como média. Barras de erro indicam valores SD. Letras diferentes indicam diferenças significativas (p<0,05) (Peighambardoust e Aghamirzaei 2014).

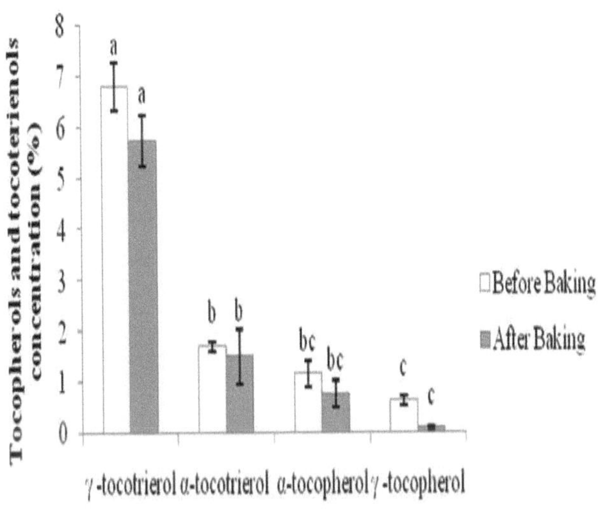

Figura 6 – Estabilidade de tocoferóis e tocotrienóis de óleos de semente de uva na panificação. Os dados são expressos como média. Barras de erro indicam valores SD. Letras diferentes indicam diferenças significativas (p<0,05) (Peighambardoust e Aghamirzaei 2014).

exploratória diferencial (DSC) indicou menor retrogradação em pães com maior teor de proteína. As proteínas influenciam os parâmetros farinográficos da massa, a firmeza e o envelhecimento do pão. Estudos têm demonstrado que durante o armazenamento ocorre maior redução de proteínas, firmeza e envelhecimento do pão (Salehifar 2011).

A gordura e o óleo parecem interagir com os ingredientes da massa (amido e glúten) e retardar as reações que impedem a expansão do pão durante o cozimento. Medir a textura da massa de biscoito no analisador de textura revelou que a massa contendo gordura hidrogenada exigia mais força para comprimir do que a massa contendo óleo de girassol ou outros tipos de gordura (Figura 7) (Leelavathi 2007).

Covardemente. 7- Influência da gordura vegetal, margarina, gordura hidrogenada não emulsionada (ou óleo de girassol) na dureza da massa de biscoito (Leelavathi 2007).

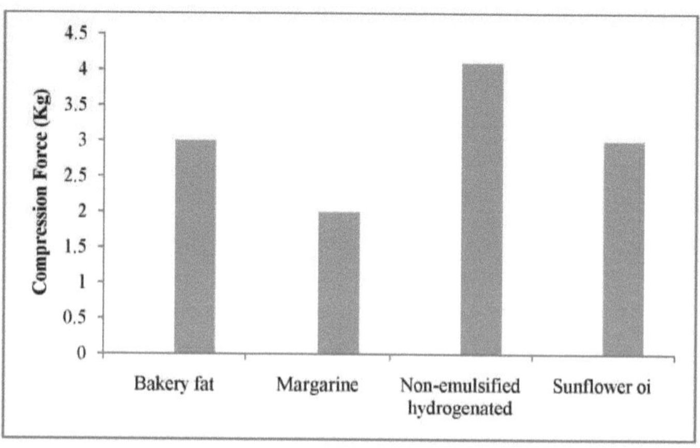

É relatado o uso potencial de várias fibras comerciais como fortificantes de fibra na fabricação de pão. A fibra geralmente teve efeitos pronunciados nas propriedades da massa, resultando em maior absorção de água, tolerância à mistura e tenacidade, bem como menor extensibilidade em comparação com a fibra obtida sem adição de fibra (pão controle). Mesmo no que diz respeito ao efeito nas propriedades do pão, a fibra sempre melhorou a vida útil, como mostraram os estudos de textura. Adições de 5% poderiam significar a utilização de algumas fibras para corrigir as propriedades reológicas da massa (Gomez et al. 2003). Isto inclui a adição de carboidratos para quebrar as paredes celulares dos carboidratos, o que leva a um aumento na adsorção de água da massa e a uma melhoria na qualidade do pão (Haros et al. 2002). Além disso, as farinhas de oleaginosas diminuíram a tolerância à mistura, enquanto a absorção da massa aumentou, o que foi acompanhado por um aumento nas quantidades de substituição da farinha de trigo. Portanto, tempos de mistura menos rigorosos e mais curtos devem ser escolhidos para minimizar danos à estrutura do glúten. Essas etapas podem evitar alongamento excessivo e ruptura do glúten. A adição de pó de semente de uva (GSP) aumentou o grau de amolecimento, indicando enfraquecimento da massa e redução na tolerância da massa. Isto se deve ao fato de que a adição de GSP diluiu as glúteninas nas misturas de farinhas, enfraquecendo assim as ligações cruzadas entre as proteínas. Isto levaria a um enfraquecimento das interações intercadeias que influenciam a formação e expansão da rede de glúten. Os dados do Índice de Tolerância à Mistura (MIT) também mostraram que o aumento do teor de GSP nas misturas de farinha aumentou os valores do MIT, resultando no enfraquecimento da massa (Aghamirzaei et al. 2015).

Enriquecimento usando sistemas de entrega micro e nano

O tamanho da cápsula determina o nome do material encapsulado. A micro ou nanoencapsulação é uma ferramenta extremamente importante para engenheiros de alimentos. Dado que a quantidade de células viáveis também é crucial para a funcionalidade, é essencial que não apenas algumas bactérias vivas permaneçam no produto, mas também que um certo número seja libertado. Portanto, são necessárias ferramentas que possam melhorar a entrega de compostos bioativos, como vitaminas, antioxidantes e microrganismos viáveis (como probióticos) nos alimentos e no trato gastrointestinal. Essas técnicas são protegidas durante o armazenamento ou processamento e liberadas na hora e no local certos. Os aditivos encapsulados permitem que o alimento desenvolva todo o seu potencial. Por exemplo, o encapsulamento protege os probióticos viáveis da degradação ambiental e fisiológica (Capela et al. 2006). Os probióticos também são sensíveis ao calor. O uso do processo de encapsulamento resulta em proteção relativa e melhor viabilidade durante o processamento térmico. Mansouripour et al. (2013) mostraram que o aumento do amido resistente, da inulina como prebiótico, do alginato e da goma gelana nas microcápsulas resulta na melhoria da sobrevivência dos probióticos durante o processamento térmico em diferentes temperaturas e períodos de tempo. Recomenda-se proteger temporariamente as bactérias encapsuladas, reduzindo a transferência de calor para a célula e realizando curtos períodos de aquecimento (Mansouripour et al. 2013).

O encapsulamento de micronutrientes como ferro, zinco, iodo e vitamina A para fortificação pode ser benéfico para prevenir alterações sensoriais indesejáveis e as interações dos nutrientes com os componentes da farinha e do pão (Majeed et al. 2013). No entanto, Souto et al. (2008) mostraram que a aceitação de pãezinhos enriquecidos com ferro microencapsulado entre crianças foi significativamente menor do que a de pãezinhos sem fortificação de ferro.

Os ácidos graxos poliinsaturados ômega-3 de cadeia longa (PUFAs), como óleo de peixe e óleo de linhaça, são altamente suscetíveis à oxidação durante o processamento e armazenamento, resultando em redução no valor nutricional e na qualidade sensorial. Bornéu et al. (2007) mostraram que a nanoencapsulação pode ser usada para produzir biscoitos recheados com creme e estáveis em armazenamento, contendo altos níveis de ácidos graxos ômega-3 de cadeia longa, sem efeitos negativos nas propriedades sensoriais.

O óleo de linhaça nanoencapsulado aumentou a qualidade e segurança do produto final ao reduzir a oxidação lipídica e a formação de compostos nocivos como acrilamida e hidroximetilfurfural (HMF) em pães durante o cozimento. Isto provavelmente se deve ao fato de que as carbonilas formadas durante a termo-oxidação do óleo de linhaça livre durante o cozimento podem promover a conversão da asparagina em acrilamida. Em óleos nanoencapsulados, não há carbonilas reativas disponíveis para esta reação porque a oxidação térmica é evitada durante o cozimento. Além disso, a análise do pão por microscopia eletrônica de varredura (MEV) mostrou que as partículas adicionadas à massa permaneceram intactas no miolo, mas foram parcialmente destruídas na crosta (Figura 8) (Gokmen et al. 2011). Sim, e outros. (2002) examinaram pão enriquecido com óleo de atum microencapsulado. Seu estudo mostrou que as proporções de 20:5 n-3, 22:5 n-3, 22:6 n-3, ácidos graxos poliinsaturados n-3 totais no plasma e 22:6 n-3 e n-3 total poliinsaturados ácidos graxos Os ácidos graxos nas frações fosfolipídicas plasmáticas aumentaram significativamente no ponto final em comparação com o valor basal (*P <0,05)*. No entanto, uma dose baixa de ácidos graxos poliinsaturados n-3 de cadeia longa consumidos como pão enriquecido com óleo de atum microencapsulado estava biodisponível, conforme medido por um aumento na concentração de ácidos graxos poliinsaturados n-3 de cadeia longa no plasma de seres humanos.

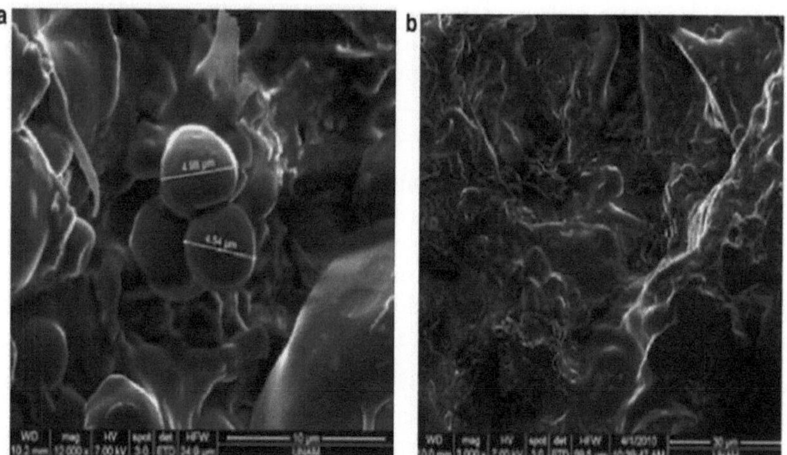

Covardemente. 8- Imagens de microscopia eletrônica de varredura de pão com complexo HACSomega-3 nanoencapsulado a 10%, (a) miolo e (b) crosta (Gokmen et al. 2011).

Quezada-Gallo et al. (2004) relataram que ao comparar as propriedades funcionais de dextranos , amido e quatro biopolímeros de alta pureza (goma xantana, alginato de sódio, carboximetilcelulose e goma tragacantina), dextranos e amido apresentaram melhores propriedades de barreira a gases. No entanto, quando um revestimento à base de amido foi aplicado ao pão, os resultados mostraram que os revestimentos de amido controlavam a libertação de aditivos no produto em função da sua actividade de água (Quezada-Gallo et al. 2004). Portanto, é importante mencionar que os revestimentos protegem até certo ponto a viabilidade dos microrganismos, mesmo após o processo de cozimento. A combinação de inulina e suco de agave com os hidrocolóides selecionados poderia ter alguma interação com os lipídios da membrana celular dos microrganismos e ajudar a proteger os probióticos durante a secagem no processo de encapsulamento. O armazenamento por curto prazo resultou em redução do número total de colônias de *Lactobacillus acidophilus microencapsulados em todos os tratamentos*. A redução nas contagens de *Lactobacillus acidophilus* durante o armazenamento foi semelhante para todos os pães tratados, independentemente do tratamento de cobertura (Tabela 4) (Altamirano- Fortoul et al. 2012).

Tabela 4 - Sobrevivência de *Lactobacillus acidophilus* após 24 horas de armazenamento de curto prazo.

Samples	Concentration of *Lactobacillus acidophilusa* in each bread	Fresh bread (CFU/bread)	24 h stored bread (CFU/bread)
Control	0.00E+ 00	0.00E+ 00	0.00E+ 00
S1	4.83E + 07	2.40E + 07	1.70E + 06
S2	4.83E + 07	3.05E + 07	1.15E +06
S3	9.66E + 07	2.75E +07	1.22E + 06

A A concentração inicial de Lactobacillus acidophilus na microcápsula foi de 4,83E+08 UFC/g.

Os compostos de ácido fólico (vitamina B9), especialmente o ácido 5-metiltetrahidrofólico, são relatados como suscetíveis à degradação térmica, alta pressão hidrostática, presença de diferentes concentrações de oxigênio, pH extremo, presença de vários produtos químicos, etc. A microencapsulação de ácido 5-metiltetrahidrofólico melhorou ligeiramente a retenção de ácido 5-metiltetrahidrofólico em biscoitos não encapsulados a 180 °C por 5 min (Shrestha et al. 2012). Liu et al. (2013) relataram que pães feitos com farinha fortificada contendo ascorbato de sódio encapsulado com ácido L-5-metiltetraidrofólico tiveram recuperação de ácido L-5-metiltetraidrofólico de 97% e 77% para pães de planta piloto e de panificação, respectivamente. Além disso, a co-encapsulação de ácido L-5-metiltetrahidrofólico com ascorbato também melhorou significativamente a estabilidade durante o armazenamento *(p <0,05)* em comparação com pães contendo ácido L-5-metiltetrahidrofólico livre. A microencapsulação de ácido L-5-metiltetrahidrofólico com ascorbato de sódio e amido modificado previne eficazmente a perda da vitamina durante o cozimento e armazenamento. Por outro lado, o ácido L-5-metiltetrahidrofólico microencapsulado e os rolos de trigo enriquecidos com ácido fólico aumentaram as concentrações de folato no sangue em comparação com o placebo (Green et al. 2013).

Noort et al. (2012) investigaram uma abordagem tecnológica para reduzir o teor de sódio do pão, mantendo seu perfil sensorial, criando um contraste de sabor usando sal encapsulado. Eles mostraram que o contraste sensorial induzido pelo sal encapsulado no pão pode aumentar o teor de sal e permitir a redução de sal em até 50%, mantendo a intensidade do teor de sal. Além disso, grandes encapsulações resultam em grandes gradientes de concentração, que aumentam significativamente o teor de sal e reduzem o gosto do consumidor.

Outro estudo examinou a biodisponibilidade e a biotransformação dos curcuminóides presentes nas formas livre e microencapsulada no pão. Os ingredientes encapsulados podem proteger a curcumina através da biotransformação in vivo, aumentando assim a sua concentração circulante em comparação com o ingrediente livre. Além disso, a ingestão simultânea de piperina , quercetina e genisteína não aumentou a biodisponibilidade dos curcuminóides na sua forma original, mas aumentou a sua biotransformação em ácidos fenólicos (Vitaglione et al. 2007). O objetivo é proteger os curcuminóides microencapsulados da degradação no intestino e, assim, aumentar a sua quantidade no sangue na forma química original.

Referências:

Abd El- Megeid , AA, AbdAllah , IZA, Elsadek , MF e Abd El-Moneim, YF (2009). O efeito protetor do pão de chá verde fortificado contra a insuficiência renal crônica induzida pela ingestão excessiva de arginina na dieta em ratos albinos machos. Jornal Mundial de Laticínios e Ciências Alimentares 4: 107-117.

Abdul Aziz, NA e Zabidi MA (2011). Substituição parcial da farinha de trigo pela farinha de semente de chempedak (Artocarpus inteiro) em pães. págs. 365-374. In: VR Preedy , RR Watson e BP Patel (eds.). Farinha e pão e seu fortalecimento na saúde e prevenção de doenças. Imprensa Acadêmica.

Adams, AK e Best, TM (2002). O papel dos antioxidantes no exercício e na prevenção de doenças. O Jornal de Medicina Esportiva e Aptidão Física 30:37-44.

Adeleke , RO e Odedeji , JO (2010). Propriedades funcionais de misturas de farinha de trigo e batata doce. Jornal de Nutrição do Paquistão 9:535-538.

Aghamirzaei , M., Heydari - Dalfard , A., Karami, F. e Fathi, M. (2013). Pseudocereais como ingrediente funcional: Efeitos nas propriedades nutricionais e fisiológicas do pão - Visão geral. Jornal Internacional de Agricultura e Ciências Agrícolas IJACS/2013/5-0/00-00.

Aghamirzaei , M., Peighambardoust , SH, Azadmard - Damirchi , S. e Majzoobi , M. (2015). Efeitos do pó de semente de uva como ingrediente funcional nas propriedades físico-químicas da farinha e nas propriedades reológicas da massa. Jornal de Ciência e Tecnologia Agrícola 17: 365-373.

Aghamirzaei , M., Fathi, M., Sarbazi , M., Aghajafari , M. e Fathi Til, R. (2017). A fortificação como ferramenta para melhorar as propriedades nutricionais do pão e combater doenças do estilo de vida. Alimentos Fermentados – Parte II: Intervenções Tecnológicas. Ramesh C. Ray e Didier Montet (eds.). 240-262. Imprensa CRC.

Akubor, PI (2003). Propriedades funcionais e desempenho de misturas de feijão-caupi/banana-da-terra/farinha de trigo em biscoitos. Alimentos vegetais para nutrição humana 58: 1-8.

Al -Dmoor , HM (2012). Pão achatado: ingredientes e fortalecimento. Garantia de qualidade e segurança de culturas e alimentos 4: 2-8.

Allen, L., de Benoist, B., Dary, O. e Hurrell, R. (2006). Diretrizes sobre fortificação de alimentos com micronutrientes. Organização Mundial da Saúde e Organização das Nações Unidas para Alimentação e Agricultura, pp. 1-376.

Alminger , M. e Eklund-Jonsson, C. (2008). Produtos de cereais integrais baseados em um genótipo rico em fibras de cevada ou aveia reduzem a glicose pós-prandial e as respostas à insulina em pessoas saudáveis. Jornal Europeu de Nutrição 47: 294-300.

Altamirano- Fortoul , R., Moreno-Terrazas, R., Quezada-Gallo, A. e Rosell, CM (2012). Viabilidade de alguns revestimentos probióticos em pães e seus efeitos nas propriedades mecânicas da crosta. Hidrocolóides Alimentares 29:166–174.

Alvarez-Jubete, L., Auty, M., Arendt, EK e Gallagher, E. (2010). Propriedades de panificação e microestrutura de farinhas de pseudocereais em formulações de pães sem glúten. Pesquisa e Tecnologia Alimentar Europeia 230: 437-445.

Amarowicz , R. e Pegg, RB (2008). Legumes como fonte de antioxidantes naturais. Jornal Europeu de Ciência e Tecnologia Lipídica 110:865-878.

Anderson, JW, Baird, P., Davis, RH, Ferreri, S., Knudtson, M., Koraym , A., Waters, V. e Williams, CL (2009). Benefícios para a saúde da fibra. Revisões Nutricionais 67:188-205.

Anjum, FM, Bajwa, MA, Ali, A. e Ullah, M. (1991). Caracterização nutricional de linhagens de cevada com alto teor de proteína e lisina. Jornal da Ciência da Alimentação e Agricultura 53:341-351.

Anton, AA, Ross, KA, Lukow, OM, Fulcher, RG e Arntfield, SD (2008). Influência da adição de farinha de feijão (*Phaseolus vulgaris* L.) em algumas propriedades físicas e nutricionais de tortilhas de farinha de trigo. Química Alimentar 109: 33-41. Latorraca , MQ, Stoppiglia , LF, Gomes-da-Silva, MHG, Martins, MSF, de Barros Reis, MA, Veloso, RV e Arantes, VC (2011). Efeitos da dieta de farinha de soja na secreção e ação da insulina. págs. 495-506. *In* : VR Preedy , RR Watson e BP Patel (eds.). Farinha e pão e seu fortalecimento na saúde e prevenção de doenças. Imprensa Acadêmica.

Asghar, A. e Abbas, M. (2012). Usando ovo em pó desidratado, uma nova fronteira em produtos de panificação. Jornal de Agricultura e Biologia da América do Norte 3: 493-505.

Bello- Pe'rez , LA, Aparicio- Saguilan , A., Mendez-Montealvo, G., Solorza-Feria, J. e Flores-Huicochea, E. (2005). Isolamento e caracterização parcial de amido de manga (Mangifera indica L.): Estudos morfológicos, físico-químicos e funcionais. Alimentos vegetais para consumo humano 60:7-12.

Bodroza-Solarov , M., Filiocev , B., Kevresan , Z., Mandic, A. Simurina , O. (2008). Pão de alta qualidade complementado com amaranto estourado cruentus - grão. Jornal de Engenharia de Processos Alimentares 31:602-618.

Bornéu, R., Kocer, D., Ghai, G., Tepper, BJ e Karwe , MV (2007). Estabilidade e aceitação pelo consumidor de ácidos graxos ômega-3 de cadeia longa (ácido eicosapentaenóico, 25:5, n-3) em biscoitos recheados com creme. Jornal de Ciência Alimentar 72: 50-54.

Brasil, JA, Silveira, KC, Salgado, SA, Livera, AV, Pinheiro, CZ, Faro, D. e Guerra, NB (2011). Influência da adição de inulina nos parâmetros nutricionais, físicos e sensoriais do pão. Revista Brasileira de Ciências Farmacêuticas 74:185-192. Cakirer, OM e Lachance, PA (1975). Micronutrientes adicionados: sua estabilidade na farinha de trigo durante o armazenamento e o processo de cozimento. Bakers' Digest 49: 53-57.

Capela, P., Hay, TKC e Shah, NP (2006). Impacto dos crioprotetores, prebióticos e microencapsulação na sobrevivência de organismos probióticos em iogurte e iogurte liofilizado. Pesquisa Alimentar Internacional 39:203-211.

Capriles, VD, Coelho, KD, Guerra-Matias, AC e Areas, JA (2008). Efeitos dos métodos de processamento na digestibilidade do amido de amaranto e no índice glicêmico previsto. Jornal de Ciência Alimentar 73:160-164.

Catassi , C. e Fasano, A. (2008). Doença celíaca. Em EK Arendt e F. Dal Bello (eds.), Produtos e bebidas de cereais sem glúten (pp. 1-28). Burlington, MA: Imprensa Acadêmica.

Chaoui, A., Faid, M. e Belhcen , R. (2003). Influência dos fermentos naturais usados para pão de massa fermentada em Marrocos na degradação do fitato, Europa Oriental. Jornal de Saúde Mediterrânea 9:141-147.

Charalampoulos, D., Wang, R., Pandiella , SS e Webb, C. (2002). Aplicação de grãos e componentes de grãos em alimentos funcionais: uma visão geral. Jornal Internacional de Microbiologia Alimentar 79:131-141.

Claeys , WL, De Vleeschouwer , K. e Hendrickx, ME (2005). Influência dos aminoácidos na cinética de formação e eliminação da acrilamida. Avanços Biotecnológicos 21:1525-1530.

Clemente, A., Sanchez- Vioque , R., Bautista, J. e Millan, F. (1998). Efeito do cozimento na qualidade proteica de sementes de grão de bico (*Cicer arietinum*). Química Alimentar 62, 1-6.

Comai, S., Bertazzo, A., Costa, CVL e Allegri, G. (2011). Quinoa: Triptofano proteico e não proteico em comparação com outras farinhas de grãos e leguminosas e pão. pp. 115-126.

Combe, E., Achi, T. e Pion, R. (1991). Utilização metabólica e digestiva de feijão, lentilha e grão de bico. Evolução da Nutrição Reprodutiva 31:631-646.

Darnton Hill, E. (1998). Visão Geral: Razões e Elementos de um Programa de Fortificação de Alimentos Bem Sucedido. Boletim Alimentar e Nutricional 19:92-100.

De la Parra, C., Serna, SO e Liu, RH (2007). Influência do processamento nos perfis fitoquímicos e na atividade antioxidante do milho para produção de masa, tortilla e tortilla chips. Jornal de Química Agrícola e Alimentar 55:4177-4183.

De Romana D, L., Lonnerdal , B. e Brown, K.H. Absorção de zinco de produtos de trigo enriquecidos com ferro e sulfato de zinco ou óxido de zinco. Jornal Americano de Nutrição Clínica 78:279-83.

Demirozu , B., Saldamli , I., Gurselt , B., Ugak , A., Cetinyoku , F. e Yuzbasit . N (2003). Jornal de Ciência de Grãos. 37:171.

Dicko, MH, grupo, H., Traore, AS, Voragen , A GJ e Van Berkel, WJH (2006). Grão de sorgo como alimento humano em África: Relevância do teor de amido e atividades de amilase. Jornal Africano de Biotecnologia 5:384-396.

Eissa, HA, Hussein, AS e Mostafa, BE (2007). Propriedades reológicas e avaliação da qualidade de pães e biscoitos egípcios suplementados com farinhas de sementes de leguminosas ou cogumelos não germinados e germinados. Revista Polonesa de Ciências Alimentares e Nutricionais 57: 487-496.

El-Guindi, M., Almoço, SR e Cook, JD (1988). Absorção de ferro através de pães achatados fortificados. Jornal Britânico de Nutrição 59: 205.

Engenharia 79: 299-305.

Eyidemir , E. e Hayta , M. (2009). Efeito da incorporação de farinha de caroço de damasco nas propriedades físico-químicas e sensoriais de massas alimentícias. Jornal Africano de Biotecnologia 8: 85-90.

Fan, L., Zhang, S., Yu, L. Ma, L. (2006). Avaliação das propriedades antioxidantes e da qualidade de pães *contendo Auricularia - Auricularia -* Contém farinha polissacarídica . Química Alimentar. 101:1158-1163.

Fechner, A. e Jahris, G. (2011). Efeitos fisiológicos das fibras do núcleo do tremoço em indivíduos normo e hipercolesterolêmicos . Manuscrito em preparação.

Finney, KF, Pomeranz, Y e Bruinsma, B. (1994). Utilização da alga Dunaliella como suplemento proteico no pão. Química de Grãos 61:402-406.

Finney, PL, Beguin , D. e Hubbard, JD (1982). Efeitos da germinação nas propriedades panificadoras de feijão mungo (*Phaseolus aureus*) e grão de bico (*Cicer arietinum*). Química de Grãos 59:520-524.

Giami , SY, Mepba , HD, Kin- Kabari , DB e Achinewhu , SC (2003). Avaliação da qualidade nutricional de pães elaborados com mistura de farinha de semente de abóbora misturada com trigo (Telfairia occidentalis Hook). Alimentos vegetais para consumo humano 58:1-8.

Gibson, GR, Rastall RA e Roberfroid , MB (1999). Prebióticos. In: Microbiota Colônica, Nutrição e Saúde (Gibson, GR & Roberfroid ., MB, eds.) Kluwer Academic, Dordrecht, Holanda.

Gokmen , V. e Senyuva , H.Z. Na reação de Maillard, a formação de acrilamida é evitada por cátions divalentes. Química Alimentar 103:196-203.

Gokmen , V., Mogol , BA, Lumaga , RB, Fogliano, V., Kaplun, Z. e Shimoni , E. (2011). Desenvolvimento de pão funcional com ácidos graxos ômega-3 nanoencapsulados. Jornal de Engenharia de Alimentos 105:585-591.

Gomez, M., Oliete , B., Rosell, CM, Pando, V. e Fernandez, E. (2008). Estudos sobre qualidade de bolos provenientes de misturas de farinha de trigo e grão de bico. LWT Ciência e Tecnologia de Alimentos 41: 1701-1709.

Goni, I., Garcia-Alonso, A. e Saura-Calixto, F. (1997). Um método de hidrólise de amido para estimativa do índice glicêmico. Pesquisa Nutricional 17:427-437.

Grasten, S., Juntunen, K., Poutanen, K., Gylling, H., Miettinen, T. e Mykkanen , H. (2000) O pão de centeio melhora a função intestinal e reduz os níveis de alguns compostos que representam supostos marcadores de risco de câncer de cólon . Jornal de Nutrição 130:2215-2221.

Green, TJ, Liu, Y., Dadgar, S., Li, W., Bohni , R. e Kitts, DD (2013). Rolinhos de trigo enriquecidos com ácido L-5-metiltetrahidrofólico microencapsulado ou ácido fólico equimolar aumentam as concentrações de folato no sangue de forma semelhante em homens e mulheres saudáveis. Jornal de Nutrição 143:867-871.

Griffin, IJ, Davila, PM e Abrams SA (2002). Oligossacarídeos indigeríveis e absorção de cálcio em meninas com ingestão adequada de cálcio. Jornal Britânico de Nutrição 87: 187-191.

Guarda, A., Rosell, CM, Benedito, C. e Galotto , MJ (2004). Vários hidrocolóides como melhoradores de pão e agentes antiaglomerantes. Hidrocolóide Alimentar 18:241–247.

Halaby, MS, Farag, MH e Gerges, AH (2014). Possível efeito do pão enriquecido com sementes de tâmara em ratos diabéticos. Jornal Internacional de Nutrição e Ciências Alimentares 3:49-59.

Halkjaer , J., Sorensen, TIA, Tjonneland , A., Togo, P., Holst, C. e Heitmann, BL (2004). Padrões de alimentação e bebida como preditores de mudanças na circunferência da cintura ajustadas pelo IMC em 6 anos. Jornal Britânico de Nutrição 92:735-748.

Hansen, HB, Andreasen, MF, Nielsen, MM, Larsen, LM, Knudsen, KEB e Meyer, AS (2002). Alterações nas fibras, ácidos fenólicos e atividade de enzimas endógenas durante o cozimento do pão de centeio. Investigação e Tecnologia Alimentar Europeia 214:33-42.

Haros, M., Rosell, CM e Benedito, C. (2001). Uso de fitase fúngica para melhorar o desempenho de cozimento de pão integral. Jornal de Química Agrícola e Alimentar 49:5450-5454.

Hedegaard, RV, Granby, K., Frandsen, H., Thygesen, J. e Skibsted, LH (2008). Acrilamida no pão. Efeitos de pró-oxidantes e antioxidantes. Investigação e Tecnologia Alimentar Europeia 227:519-525.

Holtekj0len, AK, Bx'vre , AB, Rødbotten , M., Berg, H. e Knutsen, SH (2008). Propriedades antioxidantes e perfis sensoriais de pães contendo farinha de cevada. Química Alimentar 110:414–421.

Hwang, JY, Sung, WC e Shyu, YS (2008). Efeito da adição de folhas de amoreira nas propriedades de mistura da massa e na qualidade da torrada de amoreira. Jornal de Ciência e Tecnologia Marinha 16: 103-108.

HWO e FAO. (2006). Diretrizes sobre fortificação de alimentos com micronutrientes. 1-376.

Hyta , M. e Alpaslan, M. (2011). Farinha de caroço de damasco e sua utilização na manutenção da saúde. págs. 213-221. *In* : VR Preedy , RR Watson e BP Patel (eds.). Farinha e pão e seu fortalecimento na saúde e prevenção de doenças. Imprensa Acadêmica.

Ibrahim, MI Hegazy , AI (2009). Biodisponibilidade de ferro em biscoitos de trigo suplementados com farinha de semente de feno-grego. Jornal Mundial de Ciências Agrícolas 5:769-776

Jaeger, SR, Axten, LG, Wohlers, MW e Sun-Waterhouse, D. (2009). Bebidas ricas em polifenóis: insights da ciência sensorial e do consumo. Jornal da Ciência da Alimentação e Agricultura 89: 2356-2363.

Jansen, GR e Monte, WC (1977). Enriquecimento de aminoácidos em pães alimentados em diferentes quantidades durante a gestação e lactação em ratas. Jornal de Nutrição 107: 300-309.

Jenkins, DJA, Kendall, CWC, Vuksan, V., Augustin, LSA, Mehling, C., Parker, T., Vidgen , E., Lee, B., Faulkner, D., Seyler, H., Josse, R . , Leiter, LA, Connelly, PW e Fulgoni, V. (1999). Efeito do farelo de trigo nos lipídios séricos: influência do tamanho das partículas e da proteína do trigo. Jornal do Colégio Americano de Nutrição 18: 159-165.

Jiménez- Escrig , A., Rincón , M., Pulido, R. e Saura-Calixto, F. (2001). Goiaba (Psidium guajava L.) como nova fonte de fibra antioxidante. Jornal de Química Agrícola e Alimentar 49:5489-5493.

Juarez-Garcia, E., Agama-Acevedo, E., Sa'yago-Ayerdi , SG, Rodriguez- Ambriz , SL e Bello- Pe'rez , LA (2006). Composição, digestibilidade e aplicação da farinha de banana na panificação. Alimentos vegetais para nutrição humana 61:131-137.

Kelley, DS, Branch, LB e Love, JF (1991). ALA dietético e competência imunológica humana. Jornal Americano de Nutrição Clínica 53:40-46.

Kelly-Quagliana, KA, Nelson, P. e Buddington, R. (2003). A oligofrutose e a inulina dietéticas modulam as funções imunológicas em camundongos.

Khalil, AH, Mansour, EH e Dawoud, FM (2000). Influência do malte nas propriedades reológicas e de panificação de farinhas mistas de trigo e mandioca. LWT e Ciência e Tecnologia de Alimentos 33:159-164.

Khouzam , RB, Lobinski , R. e Pohl, P. (2011). Análise multielementar de pão, queijo, frutas e vegetais por espectrometria de massa de campo setorial de foco duplo com plasma acoplado indutivamente. Métodos Analíticos 3:2115-2120.

Knorr, D. (1979). Enriquecer o pão com produtos de batata. Força/Força 31:242-246.

Kulp, K., Hepburn, FN e Lehmann, TA (1974). Preparação de pão sem glúten. The Baker's Digest *48* : 34-37.

Leelavathi, JJ (2007). Influência do tipo de gordura na massa e na qualidade do biscoito. Revista de comida

Letexier, D., Diraison , F. e Beylot , M. (2003). A adição de inulina a uma dieta moderada em carboidratos reduz a lipogênese hepática e as concentrações plasmáticas de triacilgliceróis em humanos. Jornal Americano de Nutrição Clínica 77:559-564.

Liangli (Lucy), Y., Parry, JW e Zhou, K. (2005). Óleos de ervas, especiarias e sementes de frutas. In: Shahidi F. (Ed.), Produtos Industriais de Petróleo e Gordura de Bailey (pp. 222-258). John Wiley & Filhos, Inc.

Lim, HS, Park, SO, Ghafoor, K., Hwang, SY e Park, J. (2011). Qualidade e propriedades antioxidantes de pão contendo cúrcuma (Curcuma longa L.) cultivado na Coreia do Sul. Química Alimentar 124:1577-1582.

Liu, Y., Green, TJ, Wong, P. e Kitts, DD (2012). A microencapsulação de ácido L-5-metiltetrahidrofólico com ascorbato melhora a estabilidade de produtos de panificação assados. Jornal de Química Agrícola e Alimentar 61: 247-254

Liyanage, C. e Hettiarachchi, M. (2011). Fortificação de alimentos. Ceilão Medical Journal 56: 124-127.

Maher, LK e Escott-Stump, S. (2004). Alimentação, nutrição e dietoterapia de Krause. 11ª ed. EUA, Elsevier.

Majeed, H., Jamshid Qazi, H., Safdar, W. e Fang, Z. (2013). A microencapsulação pode ser uma nova ferramenta em farinha de trigo com fortificação de micronutrientes: Tendências atuais e aplicações futuras: uma revisão. Jornal Tcheco de Ciência Alimentar 6:527-540.

Maldonado, A. (2000). Produtos de panificação enriquecidos com minerais. Patente dos EUA . Mansouripour , S., Esfandiari, Z. e Nateghi , L. (2013). O efeito do processo de aquecimento na sobrevivência e aumento da viabilidade de probióticos através da microencapsulação: uma revisão. Anais de Pesquisa Biológica 4:83-88.

Miki, T., Sakaki, T., Shibata, M., Inukai, Y., Hirosue, H., Ikema , Y. e Yaga, S. (1994). Extração Soxhlet de manguezais e atividades biológicas de extratos. Kyushu Kogyo Gijutsu Kenkyusho Hokoku 53:3347-3352.

Miraliakbari , H. e Shahidi, F. (2008). Efeito antioxidante de componentes secundários de óleos de nozes. Química Alimentar 111:421-427.

Mustafa, A., Andersson, R., Kamal-Eldin, A. e Aman, P. (2011). O enriquecimento com aminoácidos livres influencia o teor de acrilamida no pão fermentado. págs. 325-335. In: VR Preedy , RR Watson e BP Patel (eds.). Farinha e pão e seu fortalecimento na saúde e prevenção de doenças. Imprensa Acadêmica.

Nassar, AG e El-Naggar, EA (2008). Influência da incorporação de farinha de subprodutos cítricos nas propriedades químicas, reológicas e organolépticas de biscoitos. Química Alimentar 15:1-9.

Neeraja, A. e Rajyalakshmi, P. (1996). Efeitos hipoglicêmicos de sementes de feno-grego processadas em humanos. Jornal de Ciência e Tecnologia de Alimentos 33: 427-430.

Neissi , A., Rafiee, G., Nematollahi, M. e Safari, O. (2013). O efeito do Pediococcus Bactéria Acidilactici usada como suplemento probiótico para o crescimento e respostas imunológicas inespecíficas do Terror Verde (Aequidens rivulatus). Imunologia de Peixes e Mariscos 35:1976-1980.

Noort, MWJ, Bult, JHF e Stieger, M. (2012). Aumento do teor de sal através do contraste de sabor em pães preparados com sal encapsulado. Jornal de Ciência de Cereais 55:218-225.

Pesquisa Nutricional 23: 257-267.

Obiegbuna , J., Akubor, P., Ishiwu , C. e Ndife , J. (2013). Efeito da substituição do açúcar pela farinha de tamareira nas propriedades físico-químicas, organolépticas e de armazenamento do pão. Jornal Africano de Ciência Alimentar 7: 113-119.

Ognean, M. (2007). Fazendo uma sobremesa tipo geleia de baixa caloria. Diário de Agroalimentar Processos e Tecnologias. 13:409-412.

Okafor, JNC, Okafor , GI, Ozumba , AU e Elemo , GN (2014). Características de qualidade do pão feito de trigo e pó de cogumelo ostra nigeriano (Pleurotus plumonário). Jornal de Nutrição do Paquistão 11:5-10.

Okpala , LC e Akpu , MN (2014). Influência da farinha de casca de laranja nas características de qualidade do pão. Jornal Britânico de Ciência Aplicada e Tecnologia 4: 823-830.

Osman, AM, Coverdale, SM, Cole, N., Hamilton, SE, De Jersey, J. e Inkerman, PA (2002). Caracterização e avaliação do papel das endoproteases do malte de cevada na maltagem e mosturação. *Revista Instituto de Cerveja* 108:62-67.

Park, JS, Chew, BP e Wong, TS (1998). A luteína dietética do extrato de calêndula inibe o desenvolvimento de tumores mamários em camundongos BALB/c. Jornal de Nutrição 128:1650-1656.

Peighambardoust , SH e Aghamirzaei , M. (2014). Propriedades físico-químicas, nutricionais, de validade e sensoriais do pão sangak iraniano fortificado com pó de semente de uva. Processamento e Tecnologia de Alimentos 5: 381. doi:10.4172/2157-7110.1000381.

Peng, X., Ma, J., Cheng, KW, Jiang, Y., Chen, F. e Wang, M. (2010). Os efeitos da fortificação do extrato de semente de uva na atividade antioxidante e nas características de qualidade do pão. Química Alimentar 119: 49-53.

Pool-Zobel, B., Van Loo, J., Rowland, I. e Roberfroid , MB (2002). Evidência experimental do potencial dos frutanos prebióticos para reduzir o risco de câncer de cólon. Jornal Britânico de Nutrição 87: 273-281.

Queenan, KM, Stewart, ML, Smith, KN, Thomas, W., Fulcher, RG e Slavin, JL (2007). O B-glucano concentrado de aveia, uma fibra fermentável, reduz os níveis séricos de colesterol em adultos com hipercolesterolemia em um ensaio clínico randomizado. Jornal de Nutrição 6, 6.

Quezada-Gallo, JA, Bon Rosas, F., Ramfrez Gomez, M., D^az Amaro, MR, Noah, N. e Datzenko , A. (2004). Serviços de coberturas comestíveis combinadas com aditivos de pão para conservação de donuts fritos e pão branco mexicano " Bolillo ". Em Anais da Conferência AACC (San Diego, CA, EUA).

Ranhotra , GS, Gelroth , JA e Okot - Kotber , BM (2000). Estabilidade e contribuição dietética da vitamina E no pão. Química de Grãos 77: 159-162.

Ranhotra , GS, Gelroth , JA, Langemeier, J. e Rogers, DE (1995). Estabilidade e contribuição do beta-caroteno em pães integrais e biscoitos. Química de Grãos 72: 139-141.

Ranhotra , GS, Gelroth , JA, Leinen, SD e Schneller, FE (1997). Biodisponibilidade de cálcio em pães fortificados com diversas fontes de cálcio. Química de Grãos 74:361-363.

Rieger, M. (2006). Culturas de frutas de Mark. Atenas: Universidade da Geórgia. http://www.uga.edu/fruit .

Rosen, L. (2011). Propriedades metabólicas dos produtos de centeio – foco na insulinemia , perfil glicêmico e regulação do apetite em indivíduos saudáveis. (Tese de doutorado, Departamento de Nutrição Aplicada e Química de Alimentos). Universidade de Lund.

Rupasinghe, HPV, Wang, L., Huber, GM e Pitts, NL (2008). Influência da panificação nas fibras e fenóis de muffins com casca de maçã em pó. Química Alimentar 107:1217-1224.

Salas-Salvado', J., Casas- Agustench , P. e Salas- Huetos , A. (2011). Aspectos culturais e históricos das nozes mediterrânicas com ênfase nas propriedades sanitárias e nutricionais que lhes são atribuídas – revisão. Nutrição, Metabolismo e Doenças Cardiovasculares 21:S 1-S6.

Salehifar , M. (2011). Efeitos da variação proteica na cristalinidade do amido e no envelhecimento do pão. Conferência Internacional sobre Engenharia Alimentar e Biotecnologia 9:300-304.

Seidel, C., Boehm, V., Vogelsang, H., Wagner, A., Persin, C., Glei, M., Pool-Zobel, BL e Jahris, G. (2007). Impacto dos prebióticos e antioxidantes no pão no sistema imunológico, no status antioxidante e na capacidade antioxidante em fumantes e não fumantes do sexo masculino. Jornal Britânico de Nutrição 97: 349-356.

Serna-Saldivar, S. e Rooney, LW (1995). Estrutura e química do sorgo e do milheto. Em DAV Dendy (Ed.), Sorgo e milhetos: química e tecnologia (pp. 69-124). São Paulo, MN: Associação Americana de Químicos de Cereais.

Shahidi, F. (2008). Antioxidantes: Extração, Identificação, Aplicação e Medição de Eficácia. Revista Eletrônica de Química Ambiental, Agrícola e Alimentar 8: 3325-3330.

Shakeri, H., Hadaegh , H., Abedi, F., Tajabadi -Ebrahimi, M., Mazroii , N. e Ghandi Y. (2014). Comer pão simbiótico reduz os níveis de triacilglicerol e VLDL enquanto aumenta os níveis séricos de HDL em pacientes com diabetes tipo 2. Lipídios 49:695–701.

Shrestha, AK, Arcot, J., Dhital, S. e Crennan, S. (2012). Influência das condições de cozimento de biscoitos na estabilidade do ácido 5-metiltetraidrofólico microencapsulado e em suas propriedades físicas. Ciências Alimentares e Nutricionais 3:8-16.

Mais seguro, SH · e Sampson, HA (2000). Alergia a amendoim e nozes. Opinião Atual em Pediatria 12:567-73.

Sidhu, JS, Al- Hooti , SN e Al-Saqer, JM (1999). Efeito da adição de farelo de trigo e frações de gérmen na composição química de torradas com alto teor de fibras. Química Alimentar 67:365-371.

Singh, N. e Singh, P. (2011). Amaranto: Fonte potencial para fortificação de farinhas. págs. 101-112. *In* : VR Preedy , RR Watson e BP Patel (eds.). Farinha e pão e seu fortalecimento na saúde e prevenção de doenças. Imprensa Acadêmica.

Skrbic , B. Filipcev , B. (2008). Avaliação nutricional e sensorial de pães de trigo suplementados com sementes de girassol ricas em ácido oleico. Química Alimentar 108:119-129.

Solon, FS, Klemmr , D., Sanchez, L., Darnton-Hill, I., Craft, NE, Christan, P. e Westk , P. (2000). Eficácia de um pão de farinha de trigo enriquecido com vitamina A no status de vitamina A de crianças em idade escolar filipinas. O Jornal Americano de Nutrição Clínica 72: 738-744.

Somboonvechakarn , C. (2008). Os efeitos do extrato de chá verde nas propriedades físicas do pão de soja e no conteúdo fenólico total. Tese. Universidade Estadual de Ohio, Ohio, pp.

Souto , TS, Brasil, ALD e Taddei , JA deA . C. (2008). Aceitação de pão fortificado com ferro microencapsulado entre crianças de creches das regiões Sul e Leste da cidade de São Paulo, Brasil. Jornal Nutrigão 21: 647-657.

Estear , CA (1990). Manual de tecnologia de panificação de pão. Elsevier Applied Science, Londres, Reino Unido.

Sudha, ML, Baskaran, V. e Leelavathi, K. (2007). Bagaço de maçã como fonte de fibras e polifenóis e sua aplicação nas propriedades reológicas e na confecção de bolos. Química Alimentar 104: 686-692.

Thondre , PS e Henry, CJK (2009). O B-glucano de cevada de alto peso molecular em chapattis (pão achatado indiano sem fermento) reduz o índice glicêmico. Pesquisa Nutricional 29: 480-486.

Toshiyuki, F., Takashi, Y., Hideyuki, I., Hoyoku , N. e Harukuni , T. (2003). Agente promotor e supressor de carcinogênese e composição contendo o mesmo. JP 2.003.113.088.

Venkatachalam, M. e Sathe, SK (2006). Composição química de sementes selecionadas de nozes comestíveis. Jornal de Química Agrícola e Alimentar 54:4705-4714.

Vitaglione , P., Donnarumma, G., Napolitano, A., Galvano, F., Gallo, A., Scalfi , L. e Fogliano, V. (2007). O ácido protocatecuico é o principal metabólito humano dos glicosídeos de cianidina. Jornal de Nutrição 137:2043-2048.

Walter, RH, Rao, MA e Sherman, RM (1998). Fibra comestível de bagaço de maçã. Jornal de Ciência Alimentar 50:747-749.

Whiteley, P., Rodgers, J., Savery, D. e Shattock, P. (1999). Uma dieta sem glúten como intervenção para autismo e transtornos do espectro relacionado: resultados preliminares. Autismo 3: 45-65.

Sistema de recursos WIC Works. (2005). Feno-grego em mulheres que amamentam. https://wicworks . fns.usda . Governo/Amamentação

Winkels, RM, Brouwer, IA, Carke , R., Katan, MB e Verhoef, P. (2008). Pão fortificado com ácido fólico e vitamina B12 melhora o status de folato e vitamina B12 em idosos saudáveis: um ensaio clínico randomizado. Jornal Americano de Nutrição Clínica 88: 348-355.

Y ang, C., Lin, KHY e Chen, HH (2007). Classificação de emoções usando corpora de web blog. Em WI '07: Proceedings of the IEEE/WIC/ACM International Conference on Web Intelligence, páginas 275–278, Washington, DC, EUA. Sociedade de Computação IEEE.

Y asoda -Devi, M. e Geervani, P. (1979). Aceitação de produtos de trigo fortificados. O Jornal Indiano de Nutrição e Dietética 16: 49-51.

Y ep, YL, Li, D., Mann, NJ, Bode, O. e Sinclair, AJ (2002). Pão enriquecido com óleo de atum microencapsulado aumenta o ácido docosahexaenóico plasmático e os ácidos graxos ômega-3 totais em humanos. Jornal Ásia-Pacífico de Nutrição Clínica 11:285-291.

Índice

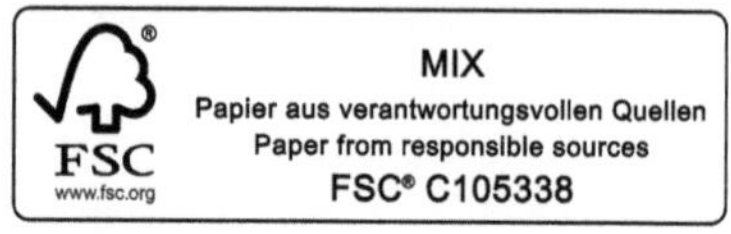

Printed by Books on Demand GmbH, Norderstedt / Germany